Christian Hanne

DAD YOU CAN!

DAS ULTIMATIVE PAPA-HANDBUCH

☆☆☆☆☆

arsEdition

INHALT

HERZLICH WILLKOMMEN!

Du hältst dieses Buch möglicherweise in den Händen, weil du nach klugen Ratschlägen und tiefgründigen Informationen suchst, um für das Leben als Vater gewappnet zu sein. Oder deine Partnerin hat es dir gegeben, weil sie der Ansicht ist, dir würde ein bisschen Papa-Nachhilfe guttun. (Das sollte dir vielleicht zu denken geben.) Oder dein Kind hat dir das Buch geschenkt, weil es überzeugt ist, du brauchst sehr, sehr dringend ein paar Anregungen, um das mit dem Vatersein besser auf die Reihe zu bekommen. (Das sollte dir dann wirklich zu denken geben.)

Damit du keine unrealistischen Erwartungen hast: Das Buch enthält keine Bedienungsanleitung, wie du der perfekte Vater wirst, keine Blaupause für Profi-Papas und auch kein Wie-werde-ich-zum-Super-Dad-in-10-Schritten-Tutorial.

Das hat einen ganz einfachen Grund: Ich bin überhaupt nicht qualifiziert, um Ratschläge in Sachen Familie, Kinder und Erziehung zu erteilen. Meine erziehungswissenschaftliche Expertise beruht auf einem nach zwei Semestern abgebrochenen Pädagogik-Studium und auf meinen Erfahrungen als Vater zweier Teenager.

Mein größter erzieherischer Erfolg besteht darin, dass die beiden keine größeren asozialen Verhaltensauffälligkeiten aufweisen und noch nie mit dem Jugendstrafrecht in Konflikt geraten sind. (Vielleicht haben sie sich auch nur nicht erwischen lassen.)

Eines kann ich dir aber versprechen: Vom Lesen dieses Buches wirst du nicht dümmer und nicht aggressiver. Das ist doch auch schon etwas. Außer du hast dir das Buch selbst gekauft und findest es totalen Schrott. Dann bist du wahrscheinlich richtig sauer, dass du dafür Geld rausgeschmissen hast. (Aber zumindest bist du dann klüger, vor dem nächsten Buchkauf einen Blick in die Leseprobe zu werfen.)

Auf jeden Fall solltest du das Buch nicht vorschnell dem Papier-Recycling-Kreislauf zuführen, denn einen Erkenntnisgewinn ziehst du sicherlich aus der Lektüre: Wenn dieser Typ es geschafft hat, seine Kinder einigermaßen unfallfrei großzuziehen, dann kann ich das auch!

DAD YOU CAN!

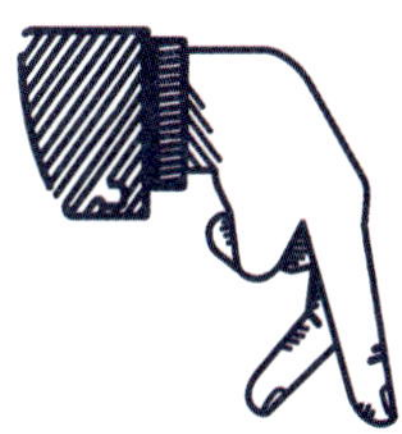

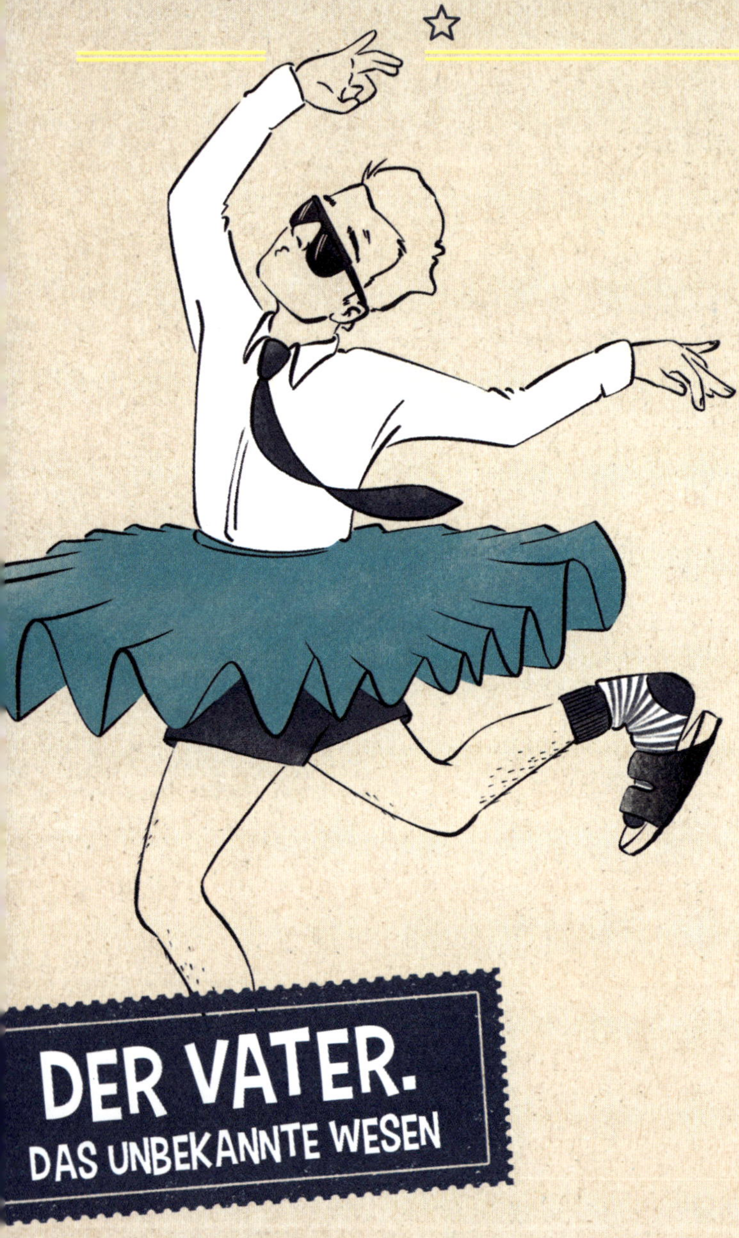
DER VATER.
DAS UNBEKANNTE WESEN

In Berichten über moderne Väter – was oder wer auch immer das ist – geht es häufig um die Frage, ob Väter anders erziehen als Mütter. Wahrscheinlich ist das so. Allerdings erziehen Mütter auch anders als Mütter und Väter anders als Väter. Eine Aussage mit überschaubarem Informationsgehalt, für die ich aber empirische Belege gesammelt habe.
Mit der Geburt unseres ersten Kindes habe ich eine groß angelegte Feldstudie in Kitas, Sportvereinen, Schulen und auf Spielplätzen gestartet und Väter in ihrem natürlichen Lebensraum untersucht. Dass meine Beobachtungen nicht unbedingt den neuesten Erkenntnissen der europäischen Ethnologie, der Geschlechtersoziologie und der Sozialpsychologie entsprechen, hat mich nicht daran gehindert, verschiedene Vätertypen zu identifizieren, von denen ich hier einige vorstelle. Du kannst dann selbst entscheiden, ob du in eine der Kategorien fällst.

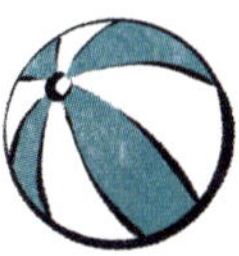

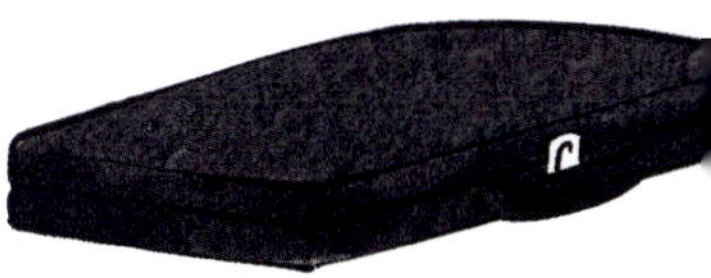

☆ DER COOLE KUMPEL-DADDY

Bevor er Vater wurde, hat sich der coole Kumpel-Daddy beim CrossFit gestählt, seine Grillkünste durch ein „BEEF"-Abonnement perfektioniert und versucht, als Pick-Up Artist Frauen aufzureißen – mit weit weniger Erfolg, als ihm lieb war. Seit der Geburt seines Kindes treibt ihn die Angst um, seine Männlichkeit könnte unter der Vaterrolle leiden. Deswegen kleidet er das Baby in Iron-Maiden-Bodys, motzt den Kinderwagen mit einem Raketenantrieb auf und lässt sich den Namen seines Nachwuchses auf die Fingerknöchel tätowieren.
Der coole Kumpel-Daddy nimmt zwei Monate Elternzeit, um mit der Familie nach Südostasien zu fahren. Dort widmet er sich dem Scuba Diving und dem Jetski-Fahren, die Mutter kümmert sich derweil um das Baby. Anschließend erzählt der coole Kumpel-Daddy überall, wie wichtig diese gemeinsame Zeit mit seinem Kind für ihn als Vater war.
Der Erziehungsstil des coolen Kumpel-Daddys ist – wie sein Name vermuten lässt – kumpelhaft und kommt weitestgehend ohne Verbote aus. Liegt sein Kind im Supermarkt brüllend vor dem Süßigkeitenregal, kauft er ihm eine Tafel Schokolade. Und für sich den Millennium-Falken von Lego.
Der Kumpel-Daddy träumt davon, dass sein Sohn 2046 den WM-Pokal in die Höhe hebt. Oder seine Tochter 2047. In seinen schlimmsten Albträumen ist sein Sohn unsportlich. Oder Balletttänzer.

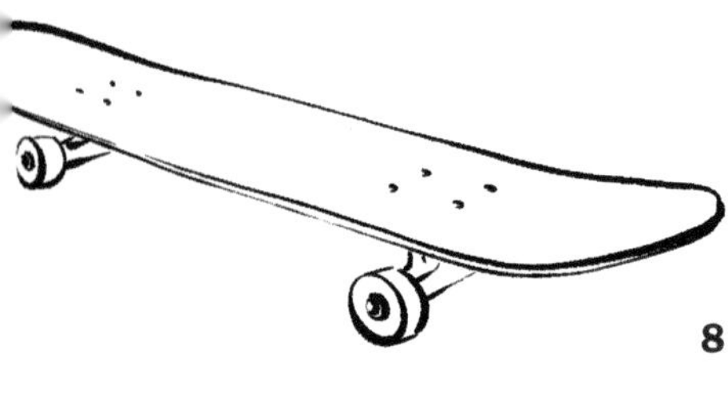

☆ DER NEOLIBERALE KARRIERE-VATER

Nachwuchs bekommt der neoliberale Karriere-Vater in erster Linie, weil seine persönliche Zielvereinbarung vorsieht, ein Haus zu bauen, einen Baum zu pflanzen und ein Kind zu zeugen. Der Care-Arbeit entzieht er sich mit evolutionären Argumenten: Da die Neandertalermänner früher Mammuts jagten, sieht er sich außerstande, Windeln zu wechseln.

Elternzeit nimmt der Karriere-Vater nicht. Vorgeblich aus finanziellen Gründen, aber eigentlich, weil er Angst hat, seine Kollegen könnten in seiner Abwesenheit bemerken, dass er vollkommen entbehrlich ist, und als Ersatz einen dressierten Schimpansen einstellen. Wegen seiner vielen Überstunden verbringt der neoliberale Karriere-Vater recht wenig Zeit mit seinem Kind. Am Wochenende liest er ihm abends manchmal aus dem „Handelsblatt" vor.

Der Erziehungsstil des Karriere-Vaters ist opportunistisch-kapitalistisch. Eskaliert das Kind vor dem Süßigkeitenregal, kauft er ihm keine Schokolade, sondern Aktien von globalen Süßigkeitenproduzenten.

Es ist der Traum des Karriere-Vaters, dass sein Sohn einmal CEO eines Dax-Unternehmens wird. Oder seine Tochter den CEO eines Dax-Unternehmens heiratet. Unerträglich ist für ihn die Vorstellung, sein Kind könnte später Gewerkschaftsführer werden.

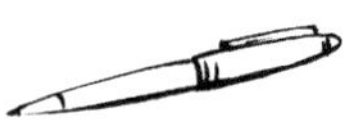

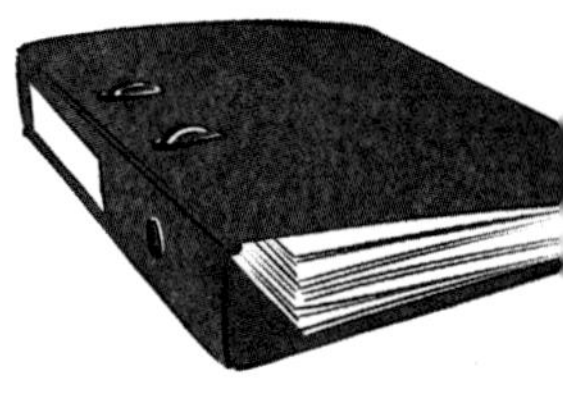

☆ DER FEMINISTISCHE BIO-DIETER

Absolute Gleichberechtigung in der Partnerschaft und in der Kindererziehung ist das Ideal des feministischen Bio-Dieters. Dies führt zu Konflikten mit der Kindsmutter, weil er ihr übel nimmt, dass sie das Baby allein ausgetragen hat.

Der feministische Bio-Dieter nimmt zwölf Monate Elternzeit und verachtet alle Väter, die es ihm nicht gleichtun, als reaktionäre Stützen des Patriarchats. Nach der Elternzeit kündigt er seinen Job, wird Vollzeit-Hausmann und perfektioniert seine veganen Kochkünste. Die Mangelernährungserscheinungen des Kindes lässt er homöopathisch von einem alten Kräuterweib behandeln.

Von seinen Kindern lässt sich der feministische Bio-Dieter mit Vornamen anreden – natürlich, sein Erziehungsstil ist antiautoritär. Seinem brüllenden Kind würde er im Bioladen dennoch unter keinen Umständen Schokolade kaufen, weil Zucker der Antichrist der Ernährung ist. Stattdessen bietet er seinem Nachwuchs selbst gebackene vegane Dinkelkekse an. Der Tobsuchtsanfall seines Kindes nimmt daraufhin apokalyptische Ausmaße an.

Der feministische Bio-Dieter träumt davon, als Dadpreneur zum Haushaltseinkommen beizutragen, und möchte, dass seine Kinder später seinen Online-Shop „Filz-Laus" übernehmen. Sein größter Albtraum ist es, dass seine Kleinen mit Plastikgewehren spielen.

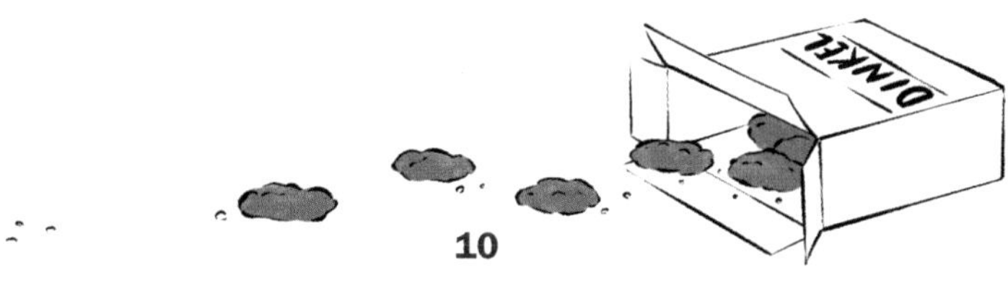

☆ DER INTELLEKTUELLE BILDUNGSBÜRGER-VATER

Dass der intellektuelle Bildungsbürger-Vater überhaupt ein Kind hat, grenzt an ein Wunder. Als promovierter Geisteswissenschaftler zählt die Erledigung von Alltagsverrichtungen wie Einkaufen, Kochen oder Geschlechtsverkehr nicht zu seinen Stärken. Deswegen ist es auch unwahrscheinlich, dass er mehr als ein Kind haben wird. Prinzipiell würde er gerne Elternzeit nehmen, scheitert aber am Ausfüllen des 17-seitigen Elterngeld-Antrags in dreifacher Ausfertigung.

Der intellektuelle Bildungsbürger-Vater verfolgt einen rational-diskursiven Erziehungsstil. Verlangt sein Kind im Supermarkt tobend Schokolade, erörtert er mit ihm nach den Regeln der aristotelischen Diskursethik, warum er nicht gedenkt, Süßigkeiten zu erwerben.

Abends liest der intellektuelle Bildungsbürger-Vater seinem Kleinen aus Sartres „Die Transzendenz des Ego“ vor. Eigentlich würde er sich gerne als „Herr Vater“ anreden lassen, aber wegen der ausgeprägten T-K-Schwäche des Kindes klingt die Anrede immer wie „Herr Facker“.

Der intellektuelle Bildungsbürger-Vater hofft, dass sein Kind irgendwann den Literaturnobelpreis verliehen bekommt. Sein Horrorszenario: dass sein Sohn 2046 den WM-Pokal in die Höhe heben könnte. Oder seine Tochter 2047.

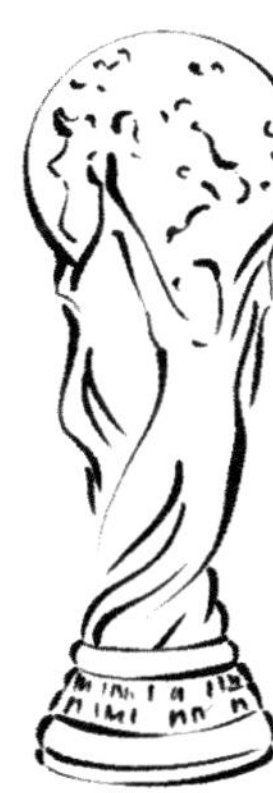

☆ DER SENIORIGE SPÄT-VATER

Heutzutage ist es nicht ungewöhnlich, dass Männer jenseits der 60 Vater werden. Der seniorige Spät-Vater nimmt keine Elternzeit, aber nicht wegen tradierter Familien- und Rollenvorstellungen, sondern weil er ohnehin kurz vor der Rente steht. Der Erziehungsstil des seniorigen Spät-Vaters ist streng, aber trotzdem liebevoll. Er würde seinem Kind, das vor dem Süßigkeitenregal ausrastet, niemals Schokolade kaufen. Dafür hat er in der Hosentasche immer ein paar Werther's Echte, die er ihm auf dem Heimweg zusteckt.

Der seniorige Spät-Vater würde gerne mehr mit seinem Kind toben, gerät auf dem Spielplatz aber häufig an seine körperlichen Grenzen. Beim gemeinsamen Schaukeln, Rutschen und Seilbahnfahren begleitet ihn ständig die Angst, er könnte stürzen und sich einen Oberschenkelhalsbruch zuziehen. Dafür liest er seinem Kind gerne vor. Am liebsten die gesammelten Märchen der Gebrüder Grimm in der Originalausgabe von 1812.

Der größte Traum des seniorigen Spät-Vaters ist es, die Abiturfeierlichkeiten seines Kindes zu erleben. In seiner Horrorvorstellung sagt dort jemand: „Schade, dass der Papa keine Zeit hat, aber schön, dass der Opa mitgekommen ist."

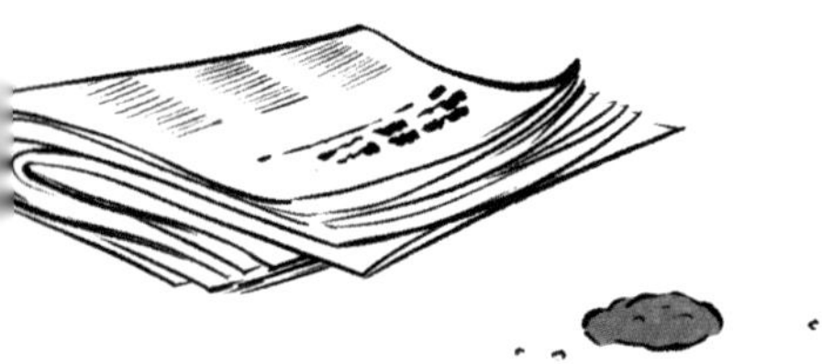

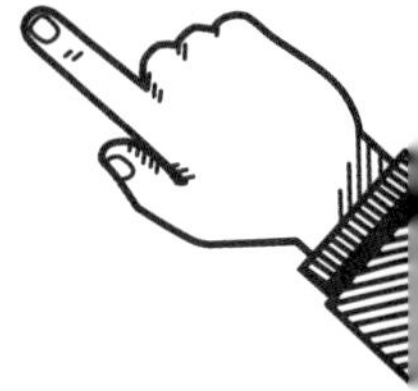

☆ DER SCHWULE PAPA

Prinzipiell unterscheidet sich der schwule Papa nicht von heterosexuellen Vätern und schlägt sich mit den gleichen Problemen herum. Liegt sein Kind schreiend vor dem Süßigkeitenregal, hat der schwule Papa auch keinen Schimmer, was er machen soll, damit sein Kind nicht den kompletten Supermarkt in Schutt und Asche legt. Von heterosexuellen Vätern kann er in dieser Situation leider keine Hilfe erwarten. (Von Müttern egal welcher sexuellen Orientierung übrigens ebenfalls nicht.)

Der ultrafeministische Bio-Dieter sucht gerne die Nähe zum schwulen Papa. Damit will er zeigen, wie weltoffen er ist. Das stößt aber nicht nur auf Gegenliebe, denn schwule Papas sind nicht uneingeschränkt leidensfähig.

Der schwule Papa träumt davon, dass sein Kind nie gefragt wird, ob es schlimm ist, ohne Mama aufzuwachsen. Ein Albtraum ist für ihn dagegen die Vorstellung, sein Kind könnte später AfD-Kreisvorsitzender werden.

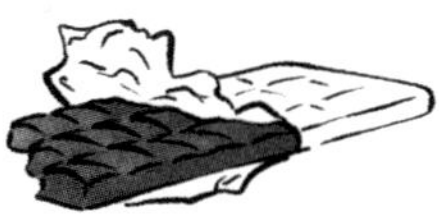

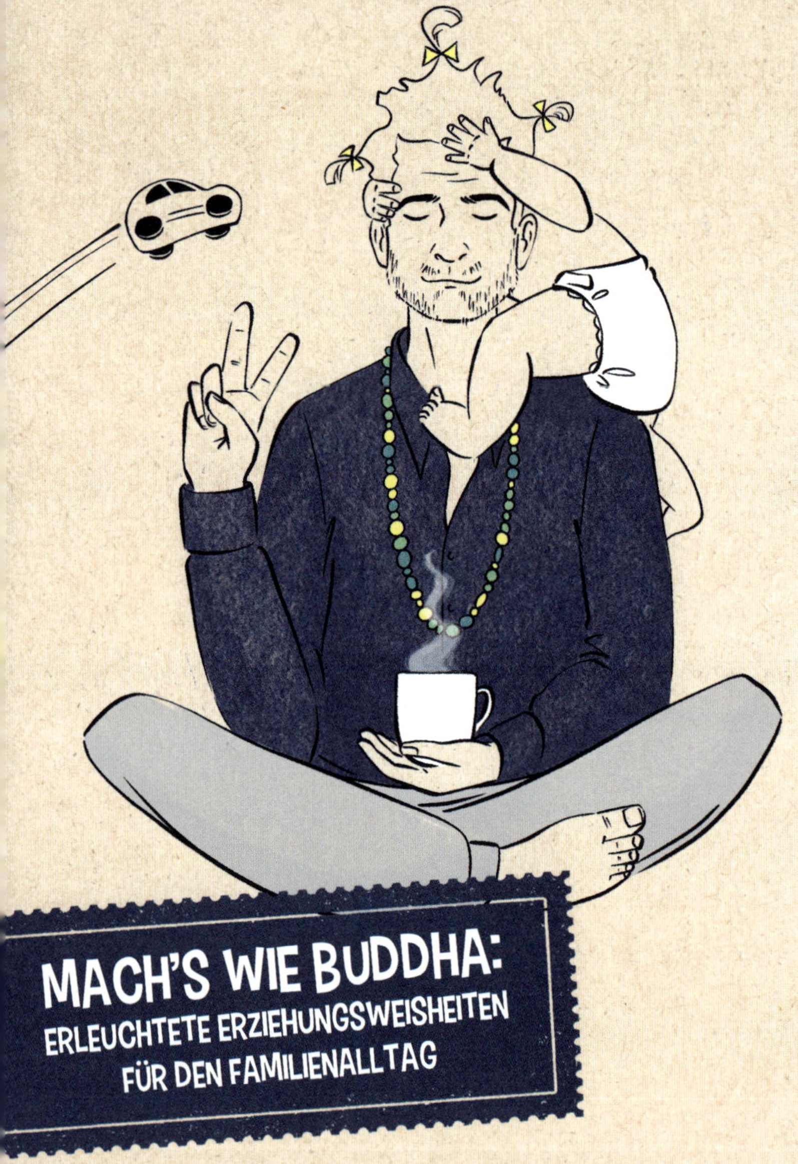

MACH'S WIE BUDDHA:
ERLEUCHTETE ERZIEHUNGSWEISHEITEN FÜR DEN FAMILIENALLTAG

In den Buchhandlungen stehen unzählige Regalmeter voll mit Erziehungsratgebern zu allen möglichen Themen und jedem vorstellbaren und unvorstellbaren Erziehungsstil. Da geht es um Bedürfnisorientierung, um Regeln, um angebliche Tyrannenkinder, ums Nicht-Schimpfen, ums Attachment Parenting, um Mädchen, um Jungen, um laute Kinder, um leise Kinder, um hochsensible Kinder, um Geschwisterkinder, um Schlafen, Essen, Trotzen, Pubertät, Schule und vieles mehr.
Kein Wunder, dass Eltern da den Überblick verlieren. Dieser Informations-Overload sorgt nicht für Klarheit, sondern eher für Ratlosigkeit. Welches ist nun der richtige Ansatz, mit dem du und dein Kind diese Erziehungssache einigermaßen unbeschadet übersteht?
Lass uns die Sache ganz anders angehen und Rat bei jemandem suchen, der statt Wissen Erleuchtung verspricht: Bei Buddha, dem relaxten Dickerchen, das immer so fröhlich vor sich hin meditiert.

Disclaimer

Auf anwaltlichen Rat möchte ich betonen, dass ich kein Buddhist bin, mich nicht näher mit dem Buddhismus beschäftigt habe und daher über keinerlei tiefreichende Kenntnisse zu dem Thema verfüge. Das wirst du beim Lesen der nächsten Seiten aber ziemlich schnell selbst merken.

„LERNE LOSZULASSEN. DAS IST DER WEG ZUM GLÜCK."

Gelassenheit ist im Buddhismus einer der „Vier himmlischen Verweilzustände". Dein Kind weiß allerdings nichts von irgendwelchen himmlischen Verweilzuständen und stellt deine Gelassenheit täglich auf die Probe. Morgens wird gebummelt, mittags wegen Hausaufgaben und Aufräumen Theater gemacht, beim Abendbrot schmeckt alles „kacka" und das abendliche Zähneputzen gleicht der biblischen Apokalypse. Es gibt wohl kaum einen Menschen, der Väter – und Mütter – so auf die Palme bringen kann wie das eigene Kind. (Außer du bist Choleriker. Dann bringt dich jeder Mensch auf die Palme.)

Wenn dein Kind trödelt, trotzt, rebelliert und eskaliert, gelingt es dir wahrscheinlich nur selten, deinen Zorn loszulassen und tiefenentspannt zu bleiben. Das ist nicht schlimm. Engagiere einfach einen Zen-Mönch als Nanny. Der weckt morgens das liebe Kleine, hilft beim Anziehen, betreut die Hausaufgaben, räumt alleine das Kinderzimmer auf, überwacht vor dem Zubettgehen das Zähneputzen und bringt anschließend das Kind ins Bett. Verspürt der Mönch doch mal einen Anflug von Stress, atmet er ihn einfach weg.

Du erreichst unterdessen einen der himmlischsten Verweilzustände geplagter Eltern: gemütlich auf dem Sofa sitzen und Netflix schauen.

„WENN PROBLEME AUFTAUCHEN, ERFAHRT UND ERLEBT DIESE MIT MITGEFÜHL."

Im Buddhismus gehört Mitgefühl zu den „Vier unermesslichen Geisteshaltungen". Eltern brauchen besonders viel davon. Sein Kind zu lieben, wenn es fröhlich lacht, friedlich mit seinen Stofftieren spielt oder wie ein Engelchen schlummert, ist nicht besonders schwer. Wälzt es sich dagegen mit Schaumbildung vor dem Mund auf dem Boden vor der Eisdiele, weil du ihm nicht acht Kugeln Schokoeis kaufst, ist das mit der Elternliebe nicht ganz so einfach.

Genau in diesen Situationen ist aber Mitgefühl gefordert. Dein Kind macht das schließlich nicht, um dich zu ärgern oder weil das wahnsinnig viel Spaß macht, sondern weil es nicht weiß, wohin mit sich und seinen Emotionen. (Und weil es unbedingt die acht Kugeln Schokoeis will.) Da musst du empathisch sein, so schwer es dir auch fallen mag.

Im Buddhismus gibt es dafür die Meditationstechnik des „Tonglens". Dabei atmest du das Leid des anderen ein und sendest Mitgefühl aus. Probiere es einfach mal aus, wenn dein Kind das nächste Mal vor der Eisdiele ausrastet. Du solltest allerdings nicht zu sehr mitfühlen, sonst wälzt du dich noch selbst auf dem Boden herum und ihr müsst anschließend in eine andere Stadt ziehen. Aber immerhin bist du dann der erleuchteten Elternschaft einen Schritt näher gekommen.

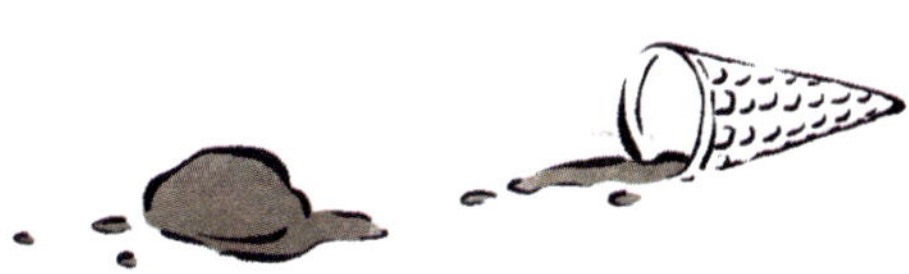

„WAS FÜR MICH EINE UNLIEBE UND UNANGENEHME SACHE IST, WIE KÖNNTE ICH DAS EINEM ANDEREN AUFLADEN?“

Wie in fast allen Religionen gibt es auch im Buddhismus eine Form der sogenannten „Goldenen Regel“, die auf der Gegenseitigkeit menschlichen Handelns beruht. Im Volksmund heißt das: „Was du nicht willst, das man dir tu, das füg auch keinem andern zu.“ Oder positiv: „Behandle andere so, wie du von ihnen behandelt werden willst.“ Oder ganz einfach: „Benimm dich nicht wie ein Arschloch.“
Was den Buddhisten recht ist, sollte dir für die Erziehung nur billig sein. Versetze dich in dein Kind und lade ihm keine Sache auf, die dir selbst unlieb und unangenehm ist. Du möchtest doch sicherlich auch nicht gerne von einem fünf Meter großen Riesen angebrüllt und genötigt werden, grüne Bohnen zu essen? (Außer du magst grüne Bohnen. Dann findest du das vermutlich nicht schlimm.)

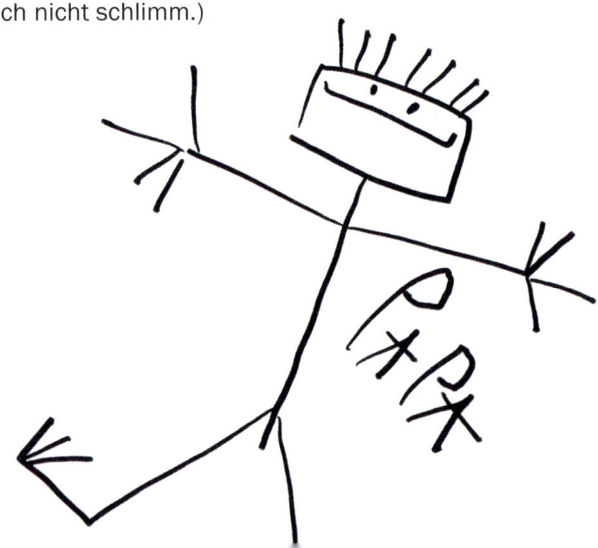

„DAS MERKMAL DER MITFREUDE BESTEHT IM SICHFREUEN MIT DEN WESEN."

Bei Mitfreude denkst du vielleicht: „Das ist nicht schwer. Ich habe mich erst gestern mit meinem Kind gefreut, als es das erste Mal alleine Fahrrad gefahren ist."
Ähnlich wie das Mitgefühl ist die Mitfreude aber besonders in Situationen gefragt, in denen sie dich nicht gerade anspringt. Zum Beispiel wenn dein Kind den gerade frisch abgezogenen Dielenboden im Wohnzimmer großflächig mit schwarzem Edding vollgekritzelt hat.
Solltest du die buddhistische Gelassenheit noch nicht ganz verinnerlicht haben, ist dein erster Impuls wahrscheinlich, einen Kreuzbrüller loszulassen und im Dreieck zu springen. Das ist zwar verständlich, aber du solltest es trotzdem nicht machen. Dein Kind ist bestimmt wahnsinnig stolz darauf, wie kunstvoll es den Fußboden verschönert hat. Da wäre es doch schäbig, wenn du deswegen rumschreist und seine Kreativität und Spontaneität zerstörst.
Freust du dich stattdessen über das Glück deines Kindes mit, empfindest du selbst dauerhaftes innerliches Glück. (Außer du musst das komplette Wohnzimmer ausräumen und den Fußboden mühselig neu abschleifen. Dann bist du innerlich nicht ganz so glücklich.)

„Tu, was du willst, aber nicht, weil du musst."

Zugegebenermaßen ist Gleichgültigkeit keine buddhistische Tugend, für dich als Vater ist sie dennoch unverzichtbar. Selbstverständlich nicht gegenüber deinem Kind. Da musst du immer Interesse zeigen und ein offenes Ohr haben. (Außer das Kind zählt alle 807 Pokémon mit ihren Skills und Kategorien auf. Dann darfst du einen dringenden geschäftlichen Anruf vortäuschen.)

Gegenüber anderen Eltern oder Kinderlosen und deren unerwünschten Erziehungstipps darfst du aber gleichgültig sein. So richtig ohne Wenn und Aber. Jede Familie hat ihre eigenen Regeln und Rituale, die gut funktionieren, und da musst du dir von niemandem reinreden lassen.

Föhnst du zum Beispiel jeden Morgen deinem Kind die Klobrille warm, damit es sich wohlfühlt, wodurch alle einen guten Start in den Tag haben, dann ist das vollkommen okay. Du musst dich also nicht darum scheren, wenn irgendwelche Vollpfosten sagen, du verwöhnst dein Kind zu sehr und du musst es besser auf die Härten des Lebens – und auf kalte Klobrillen – vorbereiten. „Tu, was du willst, aber nicht, weil du es musst." Oder unbuddhistisch ausgedrückt: „Einen Scheiß muss ich!"

Der „Einen Scheiß muss ich!"-Ansatz ist sehr befreiend, allerdings musst du ihn auch anderen Eltern zugestehen. Schläft beispielsweise dein Kind mit euch im Familienbett, bis es nicht mehr schulpflichtig ist, dann ist das so. Aber versuche nicht, andere Eltern, die ihr Kind ins eigene Bettchen legen, zu überzeugen, sie müssten das Familienbett als eierlegende Wollmilchsau der Schlafsituationen einführen. Einen Scheiß müssen die!

Enden lassen möchte ich diese erleuchteten Erziehungsreflexionen mit dem weisesten aller buddhistischen Ratschläge:

„NUN VERGESST ALLES, WAS ICH EUCH GESAGT HABE, UND FINDET ES SELBST HERAUS."

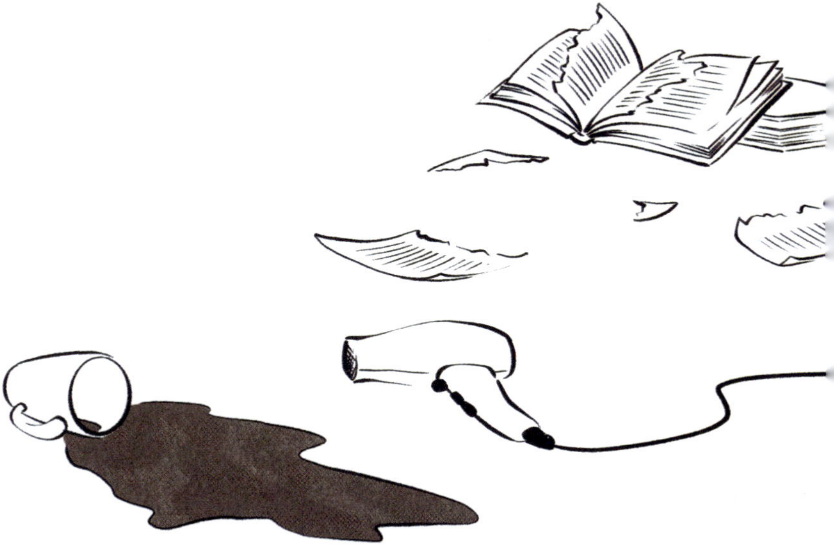

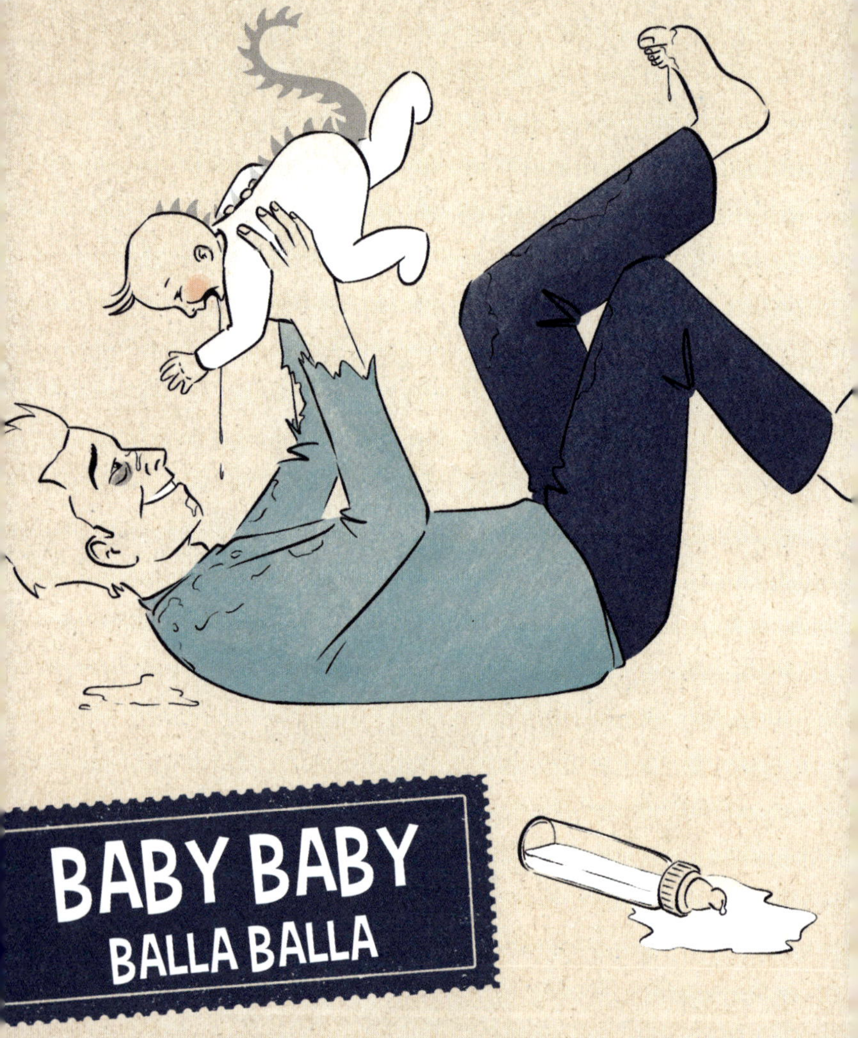

BABY BABY
BALLA BALLA

In den ersten Monaten essen, schlafen und verdauen Babys hauptsächlich. Ansonsten können sie noch nicht richtig viel. Vor allem nicht reden. Deswegen drücken sie ihre Unzufriedenheit mit der Gesamtsituation durch Weinen und Brüllen in unterschiedlicher Lautstärke aus. Ungünstigerweise sind Babys häufig unzufrieden. Sehr häufig sogar. Bei Hunger, Durst, vollen Windeln, Blähungen, Zahnweh, Müdigkeit, Langeweile, Wärme, Kälte, wenn sie ausgezogen werden, wenn sie angezogen werden oder einfach so.
Wahrscheinlich hast du meistens nicht den blassesten Schimmer, warum sich dein kleiner Engel gerade in einen rotgesichtigen Hellboy verwandelt. Es gibt zwar Eltern, die behaupten, sie erkennen am Weinen ihres Kindes, was ihm fehlt, aber ich glaube, die lügen. Oder es sind Aliens. Du musst stattdessen in einem mühseligen Trial-and-Error-Prozess ergründen, was deinem Baby gerade nicht passt, und das Richtige dagegen unternehmen. Mit etwas Glück hört es dann auf zu weinen. Vielleicht schläft es vorher auch einfach so ein.
Es ist aber nicht alles anstrengend und schlimm im ersten Jahr mit Kind. Schreit dein Baby gerade nicht, als wäre es vom Leibhaftigen besessen, ist es unfassbar niedlich. So niedlich, dass du Stunden damit verbringst, es anzuschauen und dich zu freuen. (Diese unfassbare Niedlichkeit ist einer der Gründe, warum du dein Kind nach einer durchwachten Nacht nicht in einem Weidenkörbchen auf irgendeinem Fluss aussetzt.)

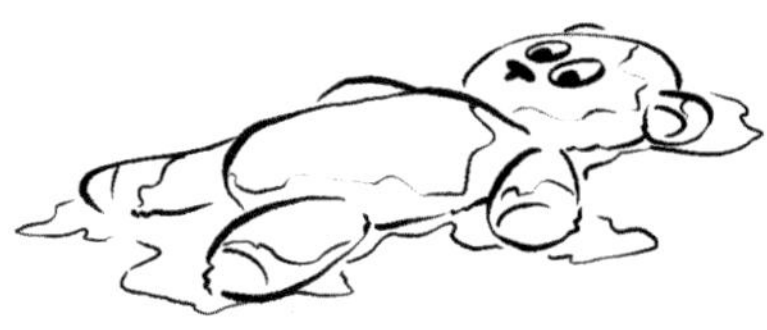

NACHTS SIND ALLE KATZEN GRAU UND ALLE BABYS WACH

Babys und Säuglinge schlafen eigentlich ziemlich viel – unbestätigten Gerüchten zufolge durchschnittlich 15 bis 16 Stunden pro Tag –, aber leider meistens antizyklisch zu den Eltern. Während sie tagsüber fast ununterbrochen ratzen, sind sie abends topfit und wollen „Party, Party, Party!“ machen. Im Prinzip haben Babys das Schlafverhalten von Teenagern, riechen aber besser. (Zumindest nach dem Windelwechsel.)
Nachts schlafen Babys dann sehr unregelmäßig und nur in kurzen Etappen. Sobald du selbst in eine Tiefschlafphase eintrittst, wird dein Baby wach und fordert energisch eine Mahlzeit ein. Oder eine frische Windel. Oder Entertainment. Auf jeden Fall ist dein Schlaf dann erst mal vorbei und du läufst am nächsten Tag vollkommen übermüdet, mit geröteten Augen und der ungesunden Gesichtsfarbe einer Wasserleiche herum. Babys kommen mit diesem nächtlichen Terror durch, obwohl systematischer Schlafentzug laut UN-Antifolterkonvention als Foltermethode gilt. Weil sie morgens, wenn sie schlummern, so niedlich aussehen (siehe oben). Und weil sie noch nicht strafmündig sind.

☆ BÜROSCHLAF IST DER BESTE SCHLAF

Vielleicht kennst du den gut gemeinten, aber vollkommen weltfremden Spruch: „Schlafe, wenn das Kind schläft.“ Das funktioniert nur bedingt, wenn du wieder arbeiten gehst. Selbst die nachsichtigsten Vorgesetzten reagieren nur begrenzt verständnisvoll, wenn du den ganzen Tag am Schreibtisch pennst und deinen Schlaf nur ab und an unterbrichst, um eine Kleinigkeit zu essen oder aufs Klo zu gehen. Falls du doch damit durchkommst: Herzlichen Glückwunsch!

Profi-Tipp

Es gibt eine Reihe von Tricks, wie du deinem Baby in den Schlaf helfen kannst:

- durch die Wohnung tragen
- das Köpfchen streicheln
- fest in eine Decke wickeln
- etwas ins Ohr summen
- etwas ins Ohr brummen
- etwas ins Ohr singen (verstößt unter Umständen auch gegen die UN-Antifolterkonvention)
- den Staubsauger anmachen
- eine Runde mit dem Kinderwagen um den Block gehen
- eine Runde mit dem Auto um den Block fahren
- gemeinsam weinen
- am Bettrand sitzen und hospitalisiert vor und zurück wippen

Die Möglichkeiten sind grenzenlos. Du musst nur herausfinden, was bei deinem Kind funktioniert. Das dauert ungefähr ein Jahr und dann schläft es wahrscheinlich sowieso durch.

PROST MAHLZEIT!

Säuglinge sind alles in allem recht genügsame Esser. Es dauert vielleicht ein bisschen, bis das mit dem Stillen oder dem Fläschchengeben problemlos klappt, aber dann trinken sie in der Regel, was ihnen vorgesetzt wird. Also Mutter- oder Ersatzmilch. Gut, ein Teil davon wird häufig wieder ausgespuckt – manchmal auch alles –, aber das ist kein vernichtendes kulinarisches Urteil, sondern Babys machen das einfach.

Mit gut einem halben Jahr bekommen Babys in der Regel ihren ersten Brei und andere semifeste Nahrung. Auch da haben sie meistens noch keine größeren Ansprüche an ihre Mahlzeiten. Möhrenbrei, Kartoffelbrei, Kürbisbrei, Pastinakenbrei, Spinatbrei, Apfel-, Birnen- oder irgendein Obstmus, das ist alles okay. Genauso wie weich gekochte Nudeln, Brokkoliröschen, anderes gedünstetes Gemüse oder reife Bananen. Babys sind mit fast allem zufrieden. Hauptsache, es lässt sich zermatschen und sie können sich selbst, den Tisch, den Boden, die Wände, die Decke und Mama und Papa damit einsauen. Eine rudimentäre Form von Eventgastronomie.

Profi-Tipp

Babys essen häufig nur überschaubare Mengen und dann bleiben Reste übrig. Zur Vermeidung von Lebensmittelverschwendung solltest du deinem Baby nur Speisen kredenzen, die du – etwas nachgewürzt – auch selbst magst. Das heißt, Finger weg von gekauftem Karotte-Fenchel-mit-Kartoffel-und-Lachs-Brei!

☆ ES WIRD NICHT GEGESSEN, WAS AUF DEN TISCH KOMMT

Irgendwann schiebt sich dein Baby nicht mehr klaglos rein, was du ihm servierst, und dann endet die idyllische „Ich esse alles, ohne zu murren"-Zeit. Wahrscheinlich ungefähr mit einem Jahr und allerspätestens, nachdem es das erste Mal Pizza probiert hat. Von da an denkt es sich: „Alter, es gibt so was Leckeres wie Pizza und du gibst mir beschissenen Brokkoli? Du hast wohl nicht alle Latten am Zaun!"

Aber keine Angst, dein Kind wird nicht verhungern. Irgendwann kommt es in die Nudelphase und ernährt sich dann von Nudeln mit Ketchup, Nudeln mit Butter, Nudeln ohne alles oder Nudeln mit Nudeln.

Was Einjährige essen

- Brötchenkrümel vom Boden
- Papiertaschentücher
- Staubflusen
- Hundefutter
- Katzenfutter
- das Ohr vom Teddy
- Seife
- Sand
- Gras

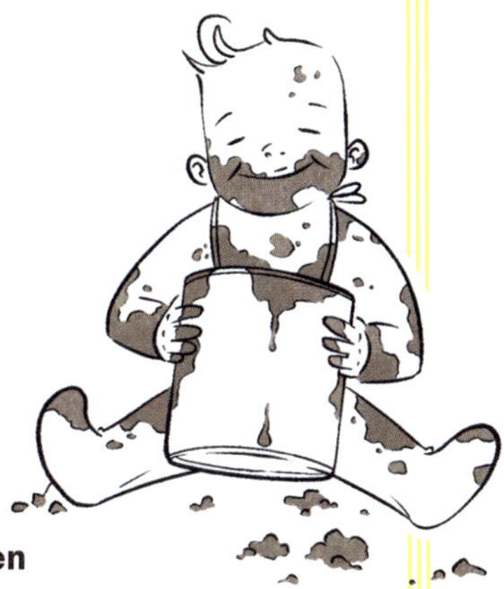

Was Einjährige auf keinen Fall essen

- alles, was die Eltern zubereiten

IS' WAS DOC?

Zum Glück sind Babys recht robust und werden nur selten ernsthaft krank. Entsprechend groß ist die Unsicherheit, wenn dein Baby dann doch mal nicht ganz fit ist. Sitzt vielleicht nur ein Pups quer (ziemlich oft) oder hat es doch Drei-Tage-Fieber (ziemlich selten, nämlich höchstens einmal)?
Dafür lohnt sich die Anschaffung eines Nachschlagewerks mit dem Titel „Das große Buch der Kinderkrankheiten“ (oder so ähnlich). Da kannst du einen ersten Blick reinwerfen. Danach bist du genauso unsicher wie vorher und gehst dann zum Kinderarzt oder zur Kinderärztin deines Vertrauens.
Was du bei Kinderkrankheiten unter keinen Umständen tun solltest, ist Dr. Google zu befragen. Im besten Fall findest du dich dann in einem esoterischen Elternforum wieder, wo dir empfohlen wird, dein Baby mit Ziegenblut einzureiben, ihm linksgedrehtes Mondwasser zu geben und schamanische Lieder anzustimmen. Im schlimmsten Fall landest du auf der Seite eines kinderonkologischen Fachmagazins, und das braucht kein Mensch (außer Kinderonkologen). Da wirst du besser gleich in der Kinderarzt-Praxis vorstellig.

Wann du mit deinem Baby zum Arzt gehen solltest

- Es wirkt apathisch.
- Es trinkt nicht mehr richtig.
- Es hat Fieber (mehr als 38 Grad).
- Es knurrt, wenn der Postbote klingelt.
- Es lacht fröhlich, wenn im Radio ein Pur-Song läuft.

☆ EIN KLEINER PIKS FÜR DAS BABY ...

Die meisten Babys sind vehemente Impfgegner. Und zwar so vehement, dass sich der ein oder andere Impf-Schwurbler schon über vermeintlichen Nachwuchs freut. Die Impfablehnung von Babys hat aber keine medizinischen oder verschwörungstheoretischen Gründe, sondern sie finden es einfach doof, mit einer Nadel gepikst zu werden.

Der Impfvorgang ist zwar etwas unangenehm für alle Beteiligten, aber dennoch ist Impfen eine gute Sache. Zumindest für Menschen, die denken, dass Nicht-Krankwerden und Nicht-Sterben eine gute Sache ist. Aber möglicherweise hast du Sorgen, was die Impfung angeht. Immerhin wird irgendwas in dein Baby gespritzt, von dem du wahrscheinlich nicht genau weißt, wie es funktioniert. Dann rede mit deinem Kinderarzt oder deiner Kinderärztin. Die können dir das alles genauer erklären.

Auf jeden Fall musst du keine Bedenken wegen der Sicherheit der Impfstoffe haben. Die sind gründlich getestet und für dein Baby gut verträglich. Ich halte es außerdem für eher unwahrscheinlich, dass die Regierung von Reptiloiden übernommen wurde, die alle Kinderärzte angewiesen haben, jedes Baby unter dem Vorwand der Impfung zu chippen. (Vielleicht glaube ich das aber auch nur, weil ich ein Schlafschaf bin, das selbst als Baby gechippt wurde. Wir werden es nie wissen.)

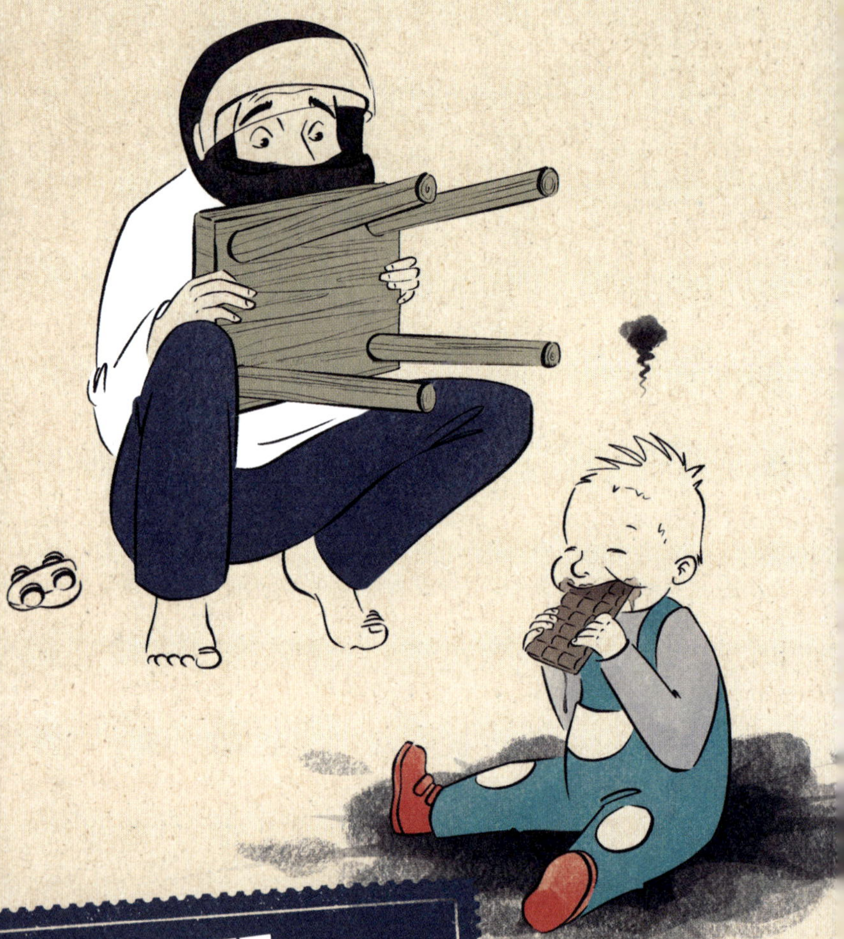

HILFE,
MEIN KIND TROTZT!

Rund um den zweiten Geburtstag entwickelt sich dein Nachwuchs allmählich vom Kleinkind zum Kind. Hört sich harmlos an, ist es aber nicht. Es tritt dann in die Trotzphase ein. Oder etwas netter ausgedrückt: Es kommt in die Autonomiephase. Dein Kind hat nun zunehmend ganz eigene Vorlieben und Wünsche. Zu seiner großen Verwunderung und Enttäuschung werden ihm diese aber nicht alle erfüllt. Da gibt es schon mal den ein oder anderen Wutanfall, gegen den Rumpelstilzchen wie ein ausgeglichener und besonnener Zeitgenosse wirkt.

Gründe für Tobsuchtsanfälle vom Ausmaß einer unkontrollierten Kettenreaktion

- Dein Kind möchte nicht vom Spielplatz nach Hause.
- Dein Kind soll in die Badewanne.
- Dein Kind soll die Badewanne verlassen.
- Dein Kind darf im Winter nicht im Schlafanzug in die Kita gehen.
- Du halbierst seinen Toast quer und nicht diagonal.
- Du gibst deinem Kind den roten und nicht den blauen Becher.
- Du atmest zu laut.
- Du schaust dein Kind an.

☆ ÜBUNG MACHT DEN MEISTER. ODER: SCHEITERN ALS CHANCE

Wie der Begriff Autonomiephase andeutet, will dein Kind jetzt immer mehr alleine machen. Der Haken daran: Motorisch ist es dazu nicht immer in der Lage. (Wenn du mal ein Zweijähriges beobachtet hast, wie es seine Schuhe selbst anziehen will, weißt du, wovon ich rede.) Deswegen ist dein Kind oft frustriert. Der Haken daran: Seine Frustrationstoleranz ist geringer als die von Klaus Kinski.

Aber auch Scheitern ist für die Entwicklung deines Kindes wichtig. Durch Ausprobieren macht es neue Erfahrungen, es erlernt neue Fähigkeiten – zum Beispiel Schuhe zu binden – und so nehmen seine Selbstständigkeit und sein Selbstvertrauen zu. Wenn dein Kind etwas noch nicht allein hinbekommt, solltest du ihm das daher nicht reflexhaft abnehmen oder verbieten. Außer es möchte mit brennenden Fackeln jonglieren. Das kannst du ihm ruhig untersagen. (Dass Feuer heiß ist und eine Wohnung schnell abgefackelt ist, muss es nicht unbedingt praktisch erlernen.)

☆ WUTANFALL MIT PUBLIC VIEWING

Besonders schön ist es, wenn dein Kind in der Öffentlichkeit einen Gefühlsausbruch de luxe im Director's Cut in der Extended Version hinlegt. Zum Beispiel im Supermarkt, wo sich dein Kind in einen Wutzwerg verwandelt und sich tollwütig auf dem Boden herumwälzt, weil du ihm keine Plastikschrott-Zeitschrift kaufst.

Eine Situation, in der du dich wie der letzte Versager fühlst und denkst, alle halten dich für den unfähigsten Vater der

Welt. Aber sei unbesorgt, andere Eltern verurteilen dich nicht für den Tobsuchtsanfall deines Kindes. (Und falls doch, sind es verdammte Arschgeigen, die dir gestohlen bleiben können!) Ganz im Gegenteil sind die meisten von ihnen bestimmt voller Mitgefühl. Und denken sich dabei: „Zum Glück ist das nicht mein Kind!"

☆ ALWAYS LOOK ON THE BRIGHT SIDE

Die Autonomiephase ist nicht nur anstrengend und nervenaufreibend, sondern hat auch Vorteile. Mit zunehmender Selbstständigkeit beschäftigt sich dein Kind auch mal ein paar Minuten allein. Das eröffnet dir ungeahnte Freiheiten: Du kannst ganz in Ruhe auf Toilette gehen oder ungestört Kaffee trinken. (Am besten machst du beides zusammen, denn so lange beschäftigt sich dein Kind dann doch nicht selbst.) Okay, wahrscheinlich nutzt dein Kind seine „Me-Time", um sich eine originelle Vokuhila-Frisur zu schneiden, aber immerhin warst du auf dem Klo und hattest Kaffee.

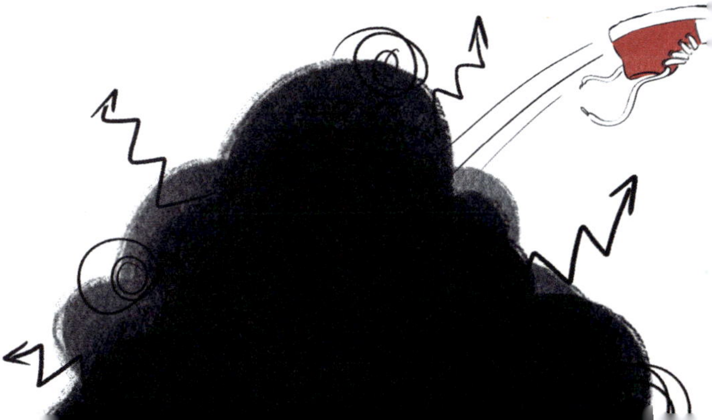

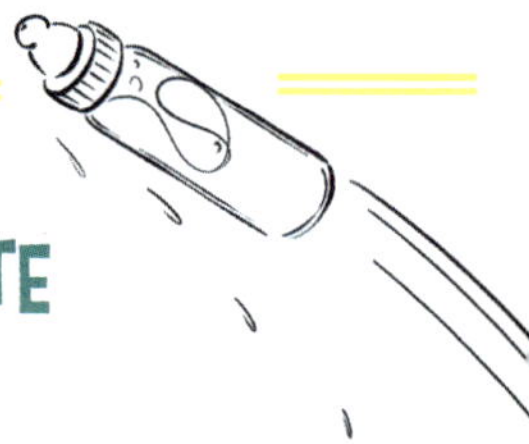

SCHLAF, KINDLEIN, SCHLAF BITTE NOCH ETWAS LÄNGER

Mit ungefähr zwei Jahren schlafen die meisten Kinder durch. Beziehungsweise schlafen schnell wieder ein, falls sie doch mal aufwachen. Ab und an kommen sie auch mal nachts ins elterliche Bett geklettert, machen dabei aber so wenig Aufhebens, dass du morgens aufwachst und dich wunderst, dass dein Kind neben dir liegt. Dafür ergibt dann der Traum, in dem du mit Tritten und Schlägen in Gesicht, Bauch und Unterleib nach allen Regeln der Kunst verprügelt wurdest, einen Sinn.
Ein durchschlafendes Kind bedeutet für Eltern, ein Stück Lebensqualität zurückzubekommen. Wobei mehr Lebensqualität einfach heißt, nicht mehr wie in einem Foltergefängnis stündlich aus dem Schlaf gerissen zu werden.
Damit du nicht zu viel Lebensqualität bekommst, wacht dein Kind häufig sehr früh auf. Ungefähr um fünf. Das wäre kein Problem, erschiene es nicht alle paar Minuten im Schlafzimmer, weil es irgendetwas will. „Tempo, kleine Schnecke" spielen, etwas trinken, etwas essen, Mama ins Ohr piksen, Papa ins Ohr piksen und was ihm sonst noch einfällt.

Profi-Tipp

Profi-Eltern stellen, bevor sie schlafen gehen, einen kleinen Snack-Teller ans Bett ihres Kindes, damit es morgens versorgt ist und nicht sofort ins Schlafzimmer kommt. Fortgeschrittene Profi-Eltern stellen, bevor sie schlafen gehen, einen Thermosbecher mit Kaffee an ihr eigenes Bett, damit sie morgens selbst versorgt sind.

☆ NIEMAND HAT DIE ABSICHT, ABENDS NICHT EINZUSCHLAFEN

Eltern und Kleinkinder haben nicht nur unterschiedliche Vorstellungen vom Ausschlafen, sondern auch vom Einschlafen. Eltern wünschen sich, dass der Nachwuchs früh einpennt, um selbst noch ein bisschen auf dem Sofa zu entspannen – das heißt, beim Vorspann der Lieblingsserie einzuschlafen –, Kinder dagegen lehnen das Konzept des Ins-Bett-Gehens kategorisch ab. Deswegen klettert dein Kind mehrmals am Abend aus seinem Bett, um im Wohnzimmer vorbeizuschauen.

Top Ten der Gründe, warum dein Kind abends noch mal das Bett verlassen muss

10. Ich habe Hunger/Durst.

09. Ich muss aufs Klo.

08. Teddy hat Hunger/Durst.

07. Teddy muss aufs Klo.

06. Unterm Bett ist ein Monster.

05. Mein Bauch tut weh.

04. Meine Haare tun weh.

03. Eine wichtige Frage klären:
Wo ist die Sonne nachts?

02. Noch eine wichtige Frage klären:
Warum heißt Brot Brot?

01. Und noch eine wichtige Frage klären:
Haben Popel Augen?

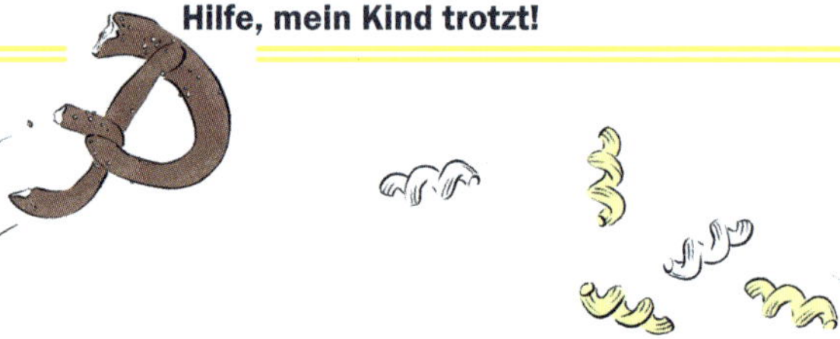

GUTEN APPETIT! ODER AUCH NICHT.

In der Regel möchten Eltern, dass das Essen ihrer Kinder gesund und ausgewogen, vitamin- und nährstoffreich sowie zucker-, fett- und salzarm ist. Die Zutaten sollen frisch und biologisch angebaut sein, und Fleisch gibt es nur von Tieren, die heiter und frohgemut zur Schlachtung geschritten sind. Fertiggerichte und Fast Food sind natürlich des Teufels, aber das versteht sich von selbst.
Diese Ernährungsideale hören sich in der Theorie ganz hervorragend an, in der Praxis sind sie jedoch nicht immer umsetzbar. Wenn du den ganzen Tag gearbeitet hast und dann dein müdes und übellauniges Kind aus der Kita abholst, fehlen dir wahrscheinlich manchmal Zeit und Muße, ein liebevolles Mahl aus glücklichen Zutaten zuzubereiten. Mach dir deswegen nicht zu viel Druck. Dein Kind wird später nicht langzeitarbeitslos, weil es zum Abendessen ab und an eine Tiefkühlpizza gab. Und isst es mal Chicken Nuggets, stirbt es auch nicht sofort einen qualvollen Tod. (Im Gegensatz zu den Hühnchen, die in den Nuggets verarbeitet wurden.)

☆ ICH MÖCHTE DAS NICHT!

Deine naiven Vorstellungen einer gesunden und ausgewogenen Ernährung scheitern wahrscheinlich ohnehin an den kulinarischen Vorlieben deines Nachwuchses. Viele Kinder

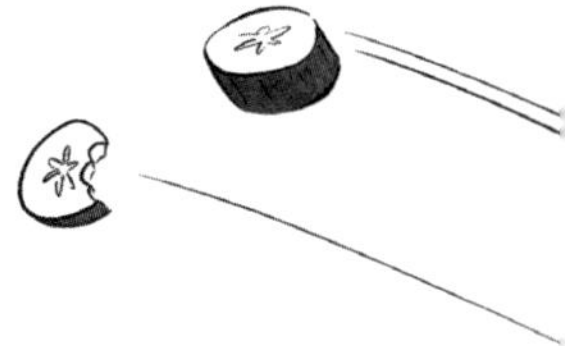

sind eher mäkelige Esser. Es hilft dann auch nicht, dich als Gemüseskulpteur zu betätigen und Gurken-Dinosaurier zu schnitzen oder aus Karotten und Radieschen Rennautos zu basteln. Dein Kind ist zwar klein, aber nicht doof. Spätestens wenn es dem Dinosaurier den Kopf abbeißt, merkt es, dass es sich nur um eine miese Gurke handelt.

Profi-Tipp

Falls du befürchtest, dein Kind könnte an Skorbut erkranken, weil es sich beharrlich jeglichem Gemüse verweigert, leg dir einen Pürierstab zu. Mit dem zerkleinerst du Paprika, Karotten und Co. auf Quantum-Partikelgröße und mischst sie heimlich unter das Essen deines Kindes.

☆ BEIM ESSEN NICHT STRESSEN. ODER: ICH BIN SATT, ICH MAG KEIN BLATT

Versuche beim Thema Essen entspannt zu bleiben. Du willst ja nicht, dass sich an eurem Esstisch mehr Dramen abspielen als bei den Kardashians. Du solltest auch niemals darauf bestehen, dass dein Kind seinen Teller leer isst. Wenn es satt ist, sollte es nicht weiteressen müssen, sonst verliert es irgendwann sein natürliches Sättigungsgefühl. Du kennst das vielleicht, wenn du dir das vierte Stück Torte reinpfeifst, obwohl dir schon ein wenig übel ist.

DIE QUAL DER KITA-WAHL

Irgendwann ist die Elternzeit vorbei, und sofern sie nicht reich geerbt, im Lotto gewonnen oder zum richtigen Zeitpunkt Bitcoins ge- und wieder verkauft haben, müssen Eltern wieder arbeiten. Für dein Kind beginnt dann ein neuer Lebensabschnitt: Es geht in die Kita. Abhängig von den elterlichen Arbeitszeiten verbringt es dort ziemlich viele Stunden. Da willst du natürlich sicher sein, dass dein Kind gut aufgehoben ist. Sonst könntest du es ja auch von einem Rudel Wölfe im Wald betreuen lassen.

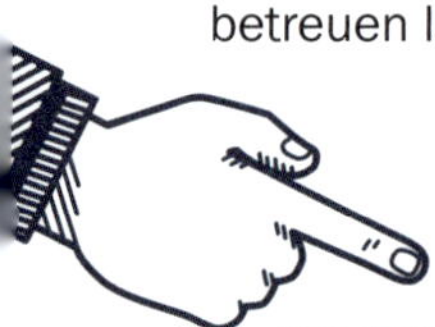

FOLGENDE KRITERIEN KÖNNEN DIR DABEI HELFEN, DIE RICHTIGE KITA ZU FINDEN:

- **Betreuungspersonal:** Stehen die Erzieherinnen und Erzieher alle kurz vor der Verrentung, hatten ihre letzte pädagogische Fortbildung, als Willy Brandt Bundeskanzler war, und machen den Eindruck, dass das Einzige, was sie noch mehr hassen als kleine Kinder, die Eltern von kleinen Kindern sind, sollte diese Kita nicht unbedingt deine erste Wahl sein.

- **Pädagogischer Ansatz:** Orientiert sich das erziehungswissenschaftliche Konzept der Kita an den Theorien und Methoden Johanna Haarers, dem It-Girl der Nazi-Pädagogik, gibt es möglicherweise bessere Kitas für dein Kind.

☆ **Essensangebot:** Wird unter ausgewogener Ernährung verstanden, dass es montags Pommes, dienstags Fischstäbchen, mittwochs Chicken Nuggets, donnerstags Grießbrei und freitags frittierte Pizza gibt, wäre es angebracht, nach einer Alternative zu suchen.

☆ **Größe:** Liegt der Betreuungsschlüssel bei einer Erzieherin/einem Erzieher auf 100 Kindern und müssen die Kleinen Namensschilder tragen, weil sich niemand merken kann, wie die Gören alle heißen, solltest du unter Umständen eine andere Kita in Betracht ziehen.

☆ **Entfernung:** Reicht eine Tankfüllung nicht aus, um von zu Hause bis zur Kita zu fahren, gibt es eventuell günstiger gelegene Betreuungseinrichtungen für dein Kind.

☆ **Elternmitarbeit:** Wird von den Eltern erwartet, regelmäßig selbst in der Kita zu kochen und zu putzen, solltest du diese Kita definitiv von der Liste streichen und im Wald nach einem Wolfsrudel suchen.

Profi-Tipp

Gute Kitas sind rar. Sobald du fündig geworden bist, solltest du dein Kind sofort anmelden. Am besten direkt nach der Geburt. Oder noch besser davor. Am allerbesten schon während der Zeugung.

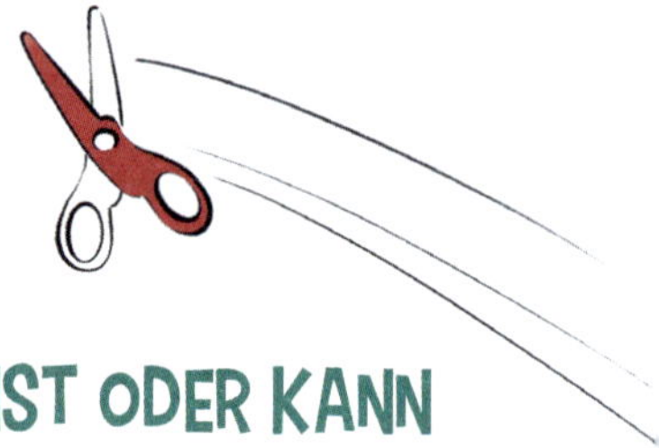

IST DAS NOCH KINDERKUNST ODER KANN DAS SCHON WEG?

Der Umgang mit Schere, Pinsel und Klebstoff ist gut für die kindliche Entwicklung und schult gleichermaßen Motorik und Kreativität. Deswegen zählen Malen und Basteln zu beliebten und pädagogisch wertvollen Tätigkeiten in der Kita.
Das Problem dabei: Kinder haben einen unfassbaren künstlerischen Output. Kaum schaust du drei Tage beim Abholen nicht ins Fach deines Kindes, quillt es über mit bemalten Blumentöpfen, beklebten Klorollen und unförmigen Pfeifenreinigerskulpturen. Oder dein Kind drückt dir alle zwei Wochen mit einem beiläufigen „Schenk ich dir" einen Stapel vollgekritzelter Papiere vom Umfang eines Telefonbuchs in die Hand.
Du stehst dann vor der schwierigen Frage, was du mit den ganzen „Kunstwerken" anfangen sollst. Theoretisch könntest du sie aufhängen oder ausstellen. Aber seien wir ehrlich: Die wenigsten Kinder sind mit dem Talent eines van Goghs gesegnet. Ihr Gekritzel und Geschmiere kann allenfalls mit sehr viel elterlichem Wohlwollen als eine Mischung aus abstraktem Expressionismus und naiver Malerei interpretiert werden.

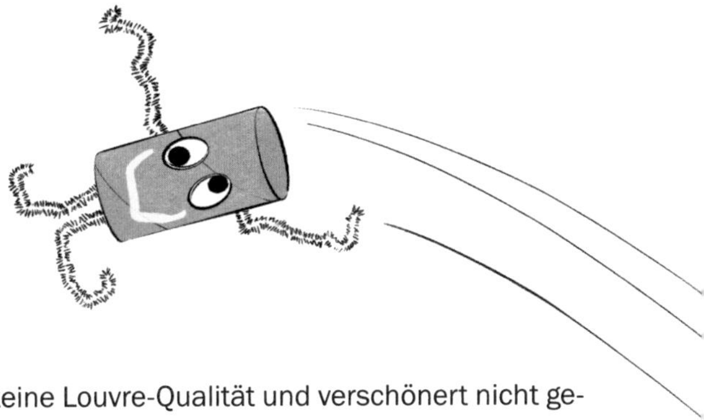

Das hat alles keine Louvre-Qualität und verschönert nicht gerade deine Wohnzimmerwand. (Außer du hast ein „Träume nicht dein Leben, sondern lebe deinen Traum"-Wandtattoo. Dann könntest du das mit den Kinderbildern mal überlegen.) Alternativ kannst du einen leer stehenden Flugzeughangar anmieten, in dem du die kindlichen Bilder und Basteleien lagerst. Mit etwas Glück bricht dort irgendwann ein Feuer aus und das Problem löst sich von ganz allein. Oder du trittst regelmäßig den Gang zur Papiertonne an. Dabei darfst du dich aber bloß nicht erwischen lassen, denn das ist gar nicht gut für das kindliche Urvertrauen.

Ohnehin solltest du nicht vorschnell alles wegwerfen, was dein Kind so produziert. Es ist ja nicht auszuschließen, dass es doch der nächste Max Liebermann oder die nächste Käthe Kollwitz wird. Dann kannst du später seine frühwerklichen Kopffüßler-Familienporträts meistbietend auf eBay versteigern. So wirst du das Zeug endlich los und machst noch einen hübschen Gewinn!

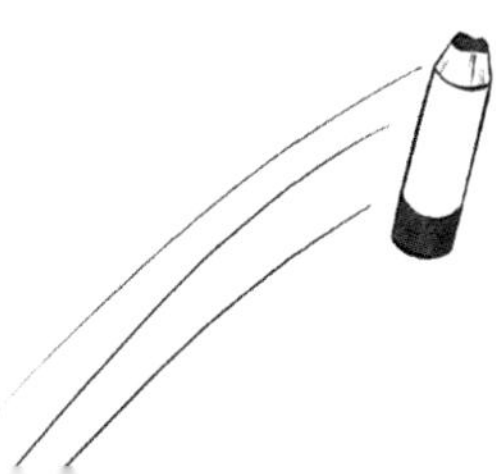

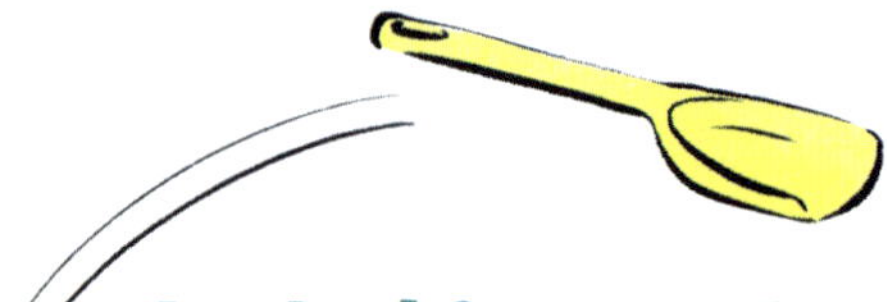

Auf dem Spielplatz. Oder: Allein unter Frauen

Ein Spielplatzbesuch ist eine feine Sache: Dein Kind ist an der frischen Luft, bewegt sich und spielt mit anderen. Du fühlst dich dagegen möglicherweise etwas komisch. Väter sind auf Spielplätzen immer noch eine sehr rare Spezies. (Ungefähr so wie Frauen in Vorständen von Dax-Konzernen.)
Einerseits genießt du dadurch womöglich die Anerkennung der anwesenden Mütter, die sich wünschen, ihre Partner gingen auch mal auf den Spielplatz. Andererseits wirst du vielleicht kritisch beäugt, ob du das mit dem Elternsein überhaupt draufhast. Wahrscheinlich sogar beides und du bist auf dem Spielplatz Held und Trottel zugleich.

☆ Ich packe meine Spielzeugtasche

Eigentlich musst du für den Spielplatz gar nicht viel mitnehmen, schließlich macht ihr nur einen kleinen Ausflug und wollt nicht den Nanga Parbat besteigen. Allerdings möchtest du auf keinen Fall auch nur irgendetwas vergessen. Sonst stehst du vor den anderen Müttern doch als unfähiger Vater da, der nichts auf die Reihe bekommt und dem die Partnerin abends die Klamotten für den nächsten Tag richten muss.

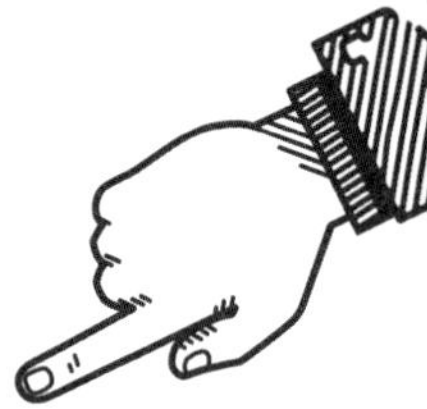

MIT DIESER KLEINEN INVENTURLISTE STEHST DU BEIM SPIELPLATZBESUCH AUF DER SICHEREN SEITE:

- **Getränke:** Wasser, ungesüßter Tee oder maximal eine Saftschorle im Mischungsverhältnis 1:10 000. Faustregel: Je öko-alternativer die anderen Eltern sind, desto freudloser müssen die Getränke sein.

- **Snacks:** Obstschnitze, Maiswaffeln (ohne Salzzusatz) oder zuckerfreie Dinkelkekse. Auf keinen Fall Schokolade, die hat auf Spielplätzen etwa den gleichen Stellenwert wie Crystal Meth oder Crack.

- **Spielzeug:** Schippe, Förmchen und Co. Hauptsache, viel davon, denn die anderen Kinder werden ihre Spielsachen nicht mit deinem Kind teilen wollen. Und dein Kind seine nicht mit ihnen.

- **Pflaster:** Falls es mal etwas blutet. Mehr Erste-Hilfe-Utensilien sind nicht nötig, schließlich willst du bei deinem Kind nicht irgendwelche Platzwunden selbst vernähen.

- **Wechselklamotten:** Die brauchst du definitiv beim Besuch eines Wasser-Spielplatzes, wo dein Kind nach fünf Minuten aussieht, als hätte es an einem Tough-Mudder-Lauf teilgenommen.

- **Ggf. Wickelzeug:** Du kannst davon ausgehen, dass dein Kind, kaum dass ihr den Spielplatz betreten habt, ein Riesengeschäft der Kategorie Stegosaurus-Haufen in die Windel drückt.

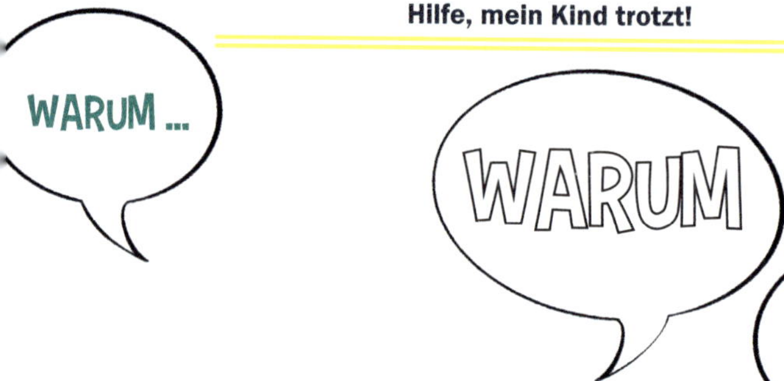

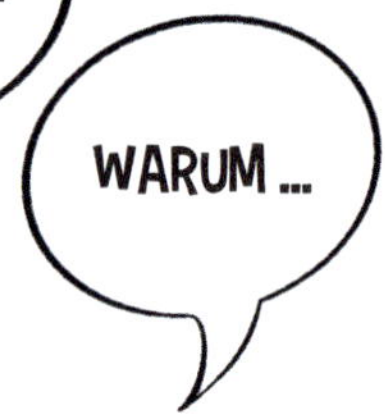

KUCK MAL, WER DA SPRICHT

Mit zunehmendem Alter lernt dein Kind, immer besser zu sprechen. Das erleichtert die Kommunikation erheblich, denn es artikuliert sich dann nicht mehr ausschließlich durch Weinen und Brüllen. Meistens.
Im Alter von zwei bis drei Jahren haben Kinder in der Regel einen Wortschatz von 300 bis 500 Wörtern und können einfache Drei- bis Fünfwort-Sätze bilden, wobei sie aber noch viele grammatikalische Fehler machen. Damit bewegen sie sich ungefähr auf dem sprachlichen Niveau eines durchschnittlichen Facebook-Kommentierers.
Mit drei bis vier Jahren verdoppeln Kinder ihren Wortschatz auf 800 bis 1000 Wörter. Davon verwenden sie allerdings fast ausschließlich das Wort „Warum“, bis sie ihre Eltern ins Wachkoma warumt haben.
Im letzten Jahr vor der Einschulung, mit fünf bis sechs Jahren, beträgt der kindliche Wortschatz bis zu 5000 Wörter und ihre Sprache ähnelt immer mehr der von Erwachsen. Damit sind sie einem durchschnittlichen Facebook-Kommentierer dann weit voraus.

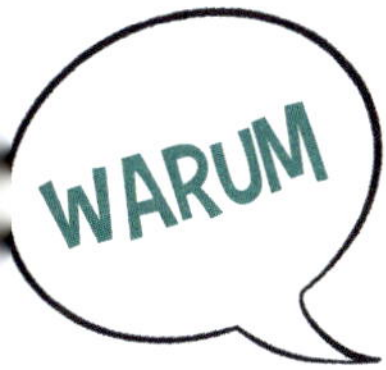

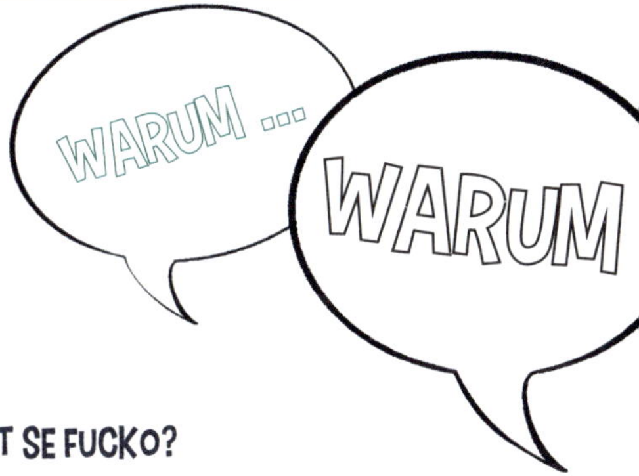

☆WATT SE FUCKO?

Spätestens mit dem Besuch der Kita schnappt dein Kind Wörter auf, die du vielleicht nicht so schön findest. Zum Beispiel „Seiße“. Wenn du ihm das Wort verbietest, findet dein Kind es wahrscheinlich richtig spannend und sagt ununterbrochen „Seiße“. „Seiße“ am Morgen, „Seiße“ am Mittag, „Seiße“ am Abend. Immerzu „Seiße“. Am besten hörst du einfach darüber hinweg, wenn dein Kind einen Kraftausdruck benutzt. Es wird schon nicht andauernd „Was für ein verfickter Arschscheißdreck!“ fluchen. (Außer es spielt Gangsta-Rapper.)

Profi-Tipp

Machen wir uns nichts vor, sehr wahrscheinlich lernt dein Kind das Fluchen gar nicht in der Kita, sondern von dir, denn Kinder imitieren gerne ihre Eltern. Wenn du dich beim Autofahren nicht im Griff hast, solltest du für dein Kind hochwertige Noise-Cancelling-Kopfhörer besorgen. Das sollte verhindern, dass es irgendwann zu dir sagt: „Du hast ja wohl den Arsch offen, du alte Pissnelke!“

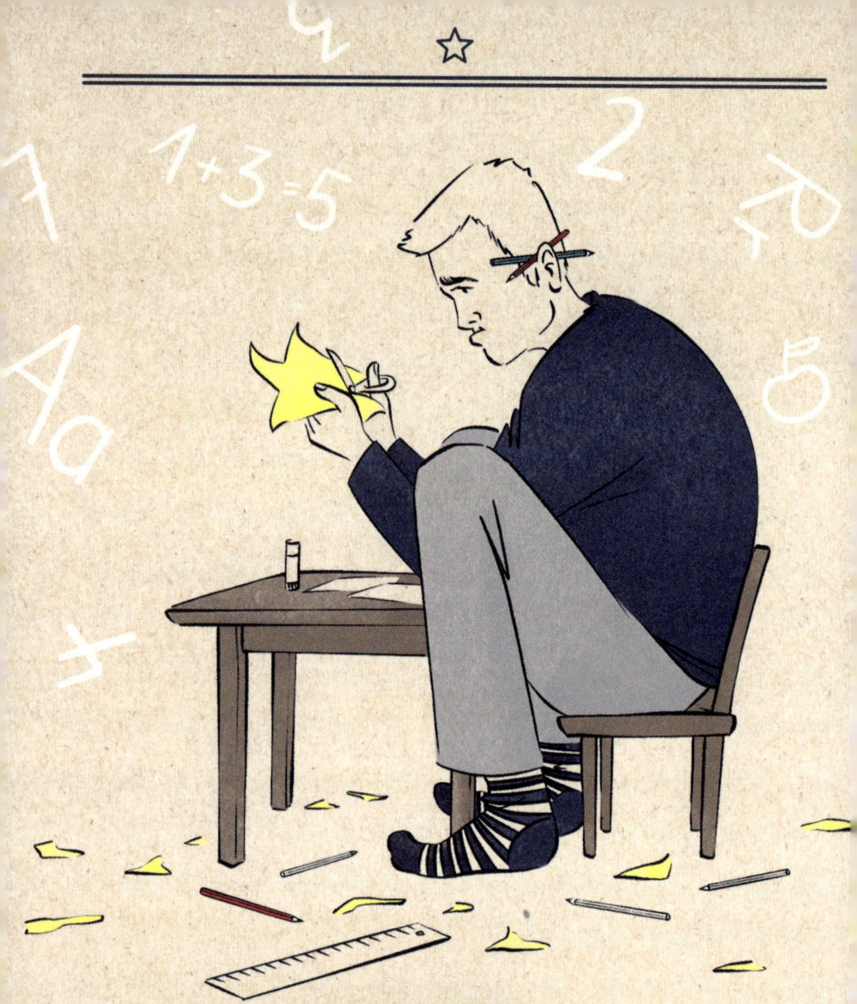

ABC, DIE GRUNDSCHULE TUT NICHT WEH (HÖCHSTENS EIN BISSCHEN)

Nachdem ihr die emotionalen Aufs und Abs der Autonomiephase – hoffentlich – einigermaßen überstanden habt, steht die nächste Challenge an: der Übergang vom Kita- zum Schulkind. Eine nicht ganz einfache Zeit für dein Kind. Eben war es noch klein (Kita) und auf einmal ist es groß (Grundschule). Jetzt muss es still sitzen und zuhören, obwohl es viel lieber spielen und toben würde. So wie du auf der Arbeit, aber du bekommst da wenigstens Geld.

In dieser neuesten Entwicklungsphase hat dein Kind häufiger Stimmungsschwankungen, es gibt patzige Antworten und gelegentlich kommt es zu Wutausbrüchen wie einst bei John McEnroe in Wimbledon. (Die Älteren erinnern sich.) Dein Kind ist immer mal wieder gereizt und launisch, manchmal aber auch bedrückt und traurig. Und du stehst vor der anspruchsvollen Aufgabe, dieses kleine Wesen, das emotional so stabil ist wie Donald Trump, durch diese schwierige und verwirrende Zeit zu begleiten.

Dabei werden du und deine Nerven immer wieder auf die Probe gestellt. Dein Kind entwickelt zunehmend seine eigene Persönlichkeit, es hat eigene Interessen und will Entscheidungen selbst treffen. Es hinterfragt vieles und will immerzu mit dir diskutieren. Das ist mitunter ziemlich anstrengend. Aber sieh es positiv: Noch hat dein Kind überhaupt Interesse, mit dir zu sprechen.

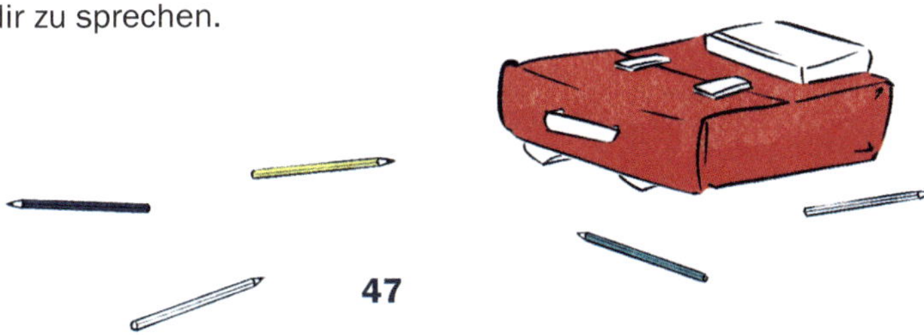

HALLO, ICH BIN DER ERNST...

DIE GRUNDSCHUL-CHALLENGE

Wenn aus einem Kita-Kind ein Schulkind wird, beginnt der Ernst des Lebens. Also, nicht für dein Kind, das soll ja Spaß an der Schule haben. Aber für dich, denn als Schulkind-Papa musst du ganz neue Herausforderungen meistern.

☆ DIE SCHULTÜTE

Schaust du dich zum Schulstart auf Instagram oder Pinterest um, bekommst du schnell den Eindruck, alles andere als eine selbst gebastelte Schultüte grenzt an Kindeswohlgefährdung. Vielleicht verfügst du aber über ein unterdurchschnittliches Basteltalent und dein DIY-Exemplar sieht aus, als hätte es ein farbenblinder Pinguin mit Fäustlingen angefertigt. Dann ist es doch besser, zur gekauften Schultüte zu greifen. Dein Kind interessiert sich ohnehin mehr für den Inhalt als für die Schultüte selbst. Zumindest wenn er hauptsächlich aus Schoki besteht.

☆ DAS AUFSTEHEN

Mit der Einschulung wird ein neues Level freigeschaltet. Das gleiche Kind, das jahrelang morgens um halb sechs aufgewacht ist – am Wochenende bereits um fünf –, schläft nun wochentags um sieben Uhr tief und fest, und du musst versuchen, es irgendwie wach zu bekommen. Da sind jeden Morgen unschöne Diskussionen, Geschrei und Gezeter vorprogrammiert.

Profi-Tipp

Source das Wecken an einen pensionierten Navy-Seals-Ausbilder aus, der dein Kind in der Frühe aus dem Bett schmeißt. Das gibt zwar auch unschöne Diskussionen, Geschrei und Gezeter, aber wenigstens nicht mit dir. Die Bezahlung für den Drill-Sergeant setzt du als haushaltsnahe Dienstleistung von der Steuer ab.

☆ DAS PAUSENBROT

Für Schulkinder ist das Pausenbrot eine sehr wichtige Mahlzeit. Es spendet deinem Kind die Energie, die es benötigt, um sich im Unterricht zu konzentrieren und den Schulstoff schwammgleich aufzusaugen. Das Problem: Mit 99-prozentiger Wahrscheinlichkeit wird dein Kind sein Pausenbrot nicht essen, weil es keine Zeit, keinen Hunger oder keine Lust hat. Tag für Tag bringt es seine Brotdose ungeöffnet wieder mit nach Hause. Oder noch schlimmer: Es beißt einmal von der Stulle ab, um dir klarzumachen, dass das Pausenbrot so ungenießbar ist, dass es eher sein benutztes Sportzeug aufessen würde, als einen zweiten Bissen zu nehmen.

Profi-Tipp

Belege das Pausenbrot mit Pastrami, Emmentaler, Tomaten sowie eingelegten Gürkchen und runde das Ganze geschmacklich mit ein wenig Honigsenf ab. Dein Kind isst das natürlich auch nicht, aber du hast dann ein leckeres Sandwich zum Abendbrot. Noch besser verzehrst du es gleich morgens. Da ist es noch schön frisch und dein Kind schleppt es nicht unnötig in die Schule.

☆ DIE HAUSAUFGABEN

Hausaufgaben gehören im Familienalltag zu den Themen mit dem höchsten Konfliktpotenzial. Kinder wollen sie erst nach dem Spielen machen, Eltern spießern dagegen mit „Erst die Arbeit, dann das Vergnügen"-Sprüchen rum. Da kann es keinen Konsens geben.
Zumindest inhaltlich sind die Hausaufgaben in den ersten Jahren kein Problem, und du fühlst dich wie ein allwissender Gott, der alle Antworten kennt. („Wie viel ist 3+4?", „Wie viele Blätter hat ein vierblättriges Kleeblatt?" usw.) Nach ein paar Jahren tauchen plötzlich Fragen auf, bei denen du – sofern du nicht mehrfacher „Wer wird Millionär?"-Gewinner bist – schnell an die Grenzen deines Wissenshorizonts stößt. („Durch welche Bundesländer fließt die Elbe?", „Wie lautet das Kommutativgesetz?" usw.) Für dein Kind bist du nicht länger der Wissensgott, sondern ein Depp, und es fragt lieber Siri, Alexa oder den DHL-Kurier.

☆ DER ELTERNABEND

Als Erstklässler-Papa hast du vielleicht die naiv-romantische Vorstellung, dass ihr euch auf dem Elternabend in ganz entspannter Atmosphäre über dieses und jenes austauscht, es werden Knabbereien gereicht und im Anschluss geht es noch auf ein Glas Wein zum Griechen. Das ist eine spektakuläre Fehleinschätzung.
Auf Elternabenden regieren Dumpfheit und Wahnsinn in einer unheilvollen Koalition, der Sekundenzeiger bewegt sich

im Minutentakt, und jede noch so triviale Nichtigkeit muss in aller Ausführlichkeit diskutiert werden. („Emma schafft es nicht immer ganz pünktlich zur ersten Stunde. Könnten Sie mit dem Unterrichtsbeginn warten, bis sie da ist?") Nach deinem ersten Elternabend wirst du der Aussage „Es gibt keine dummen Fragen" nicht mehr uneingeschränkt zustimmen.

Profi-Tipp

Um nicht versehentlich Elternvertreter zu werden, gehst du vor dem Elternabend ins Schwimmbad und tauchst ausgiebig, bis deine Augen vom Chlor gerötet sind wie bei einem Albinokaninchen. Anschließend machst du eine Viertelstunde lang Kopfstand, sodass die Äderchen in deinen Wangen platzen und du aussiehst, als würdest du dein Frühstücksmüsli mit Mariacron mischen. Während des Elternabends fängst du fortwährend imaginäre Fliegen und steckst sie dir in den Mund. Der Gesamteindruck sollte ausreichen, dass niemand auf die Idee kommt, dich zum Elternvertreter zu wählen.

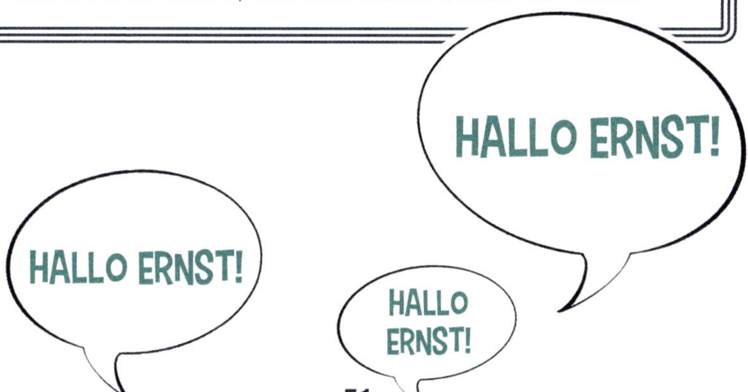

TRÖDELN AM MORGEN BRINGT KUMMER UND SORGEN

Bestimmt kennst du folgendes Szenario: Du willst morgens los, um pünktlich in der Arbeit zu erscheinen, aber dein Kind, das du vorher noch zur Schule bringen musst, hat alle Zeit der Welt. Anstatt Zähne zu putzen, sortiert es seelenruhig seine 423 Millionen Kuscheltiere nach Farbe, Aussehen und Gewicht, und obwohl es problemlos den 4000-teiligen Lego-Star-Wars-Todesstern mit verbundenen Augen zusammenbauen kann, ist es morgens motorisch nicht in der Lage, sich seine Schuhe anzuziehen – die mit den Klettverschlüssen, wohlgemerkt. Wenn es schließlich in seine Jacke schlüpfen soll, bewegt es sich in einem Tempo, gegen das Schildkröten als hektische, rastlose Zeitgenossen gelten können.

Leider kann ich dir keine Lösung präsentieren, wie dein Kind morgens nicht trödelt. Daran lässt sich nichts ändern. Schon vor Tausenden von Jahren haben Neandertalerkinder getrödelt, und in Tausenden von Jahren, wenn sich die Menschen zu körperlosen Wesen weiterentwickelt haben, die nur über Gedanken kommunizieren, werden die körperlosen Gedankenkinder ebenfalls trödeln. Aber ich kann dir zumindest ein paar Ansätze verraten, wie du mit der morgendlichen Trödelei deines Kindes besser umgehen kannst.

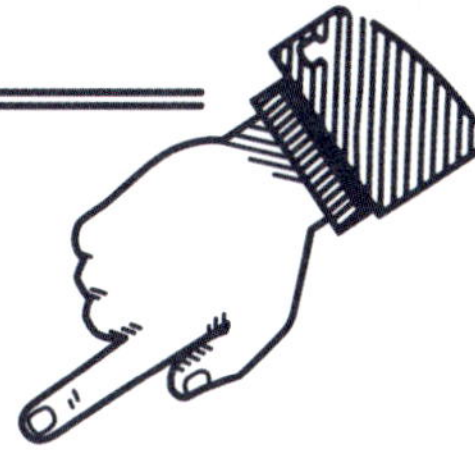

☆ NUR KEINE PANIK!

Naht morgens allmählich der Moment des Aufbrechens, darfst du unter keinen Umständen den Eindruck erwecken, es eilig zu haben. Dein Kind riecht dann, dass du dringend loswillst, und verlangsamt sofort seine Bewegungen auf eine Geschwindigkeit, die mit bloßem Auge nicht mehr wahrnehmbar ist. Jetzt darfst du auf keinen Fall Worte wie „schneller“, „beeilen“ oder „spät dran“ verwenden. Auf keinen Fall!!! Sonst versetzt sich dein Kind sofort in einen winterschlafähnlichen Zustand. Im Vergleich dazu sehen diese lebenden Statuen in Fußgängerzonen aus, als würden sie breakdancen. Dir bleibt nun nichts anderes übrig, als auf der Arbeit anzurufen und anzukündigen, dass du dich ein wenig verspätest. Um mehrere Stunden, Tage oder Wochen.

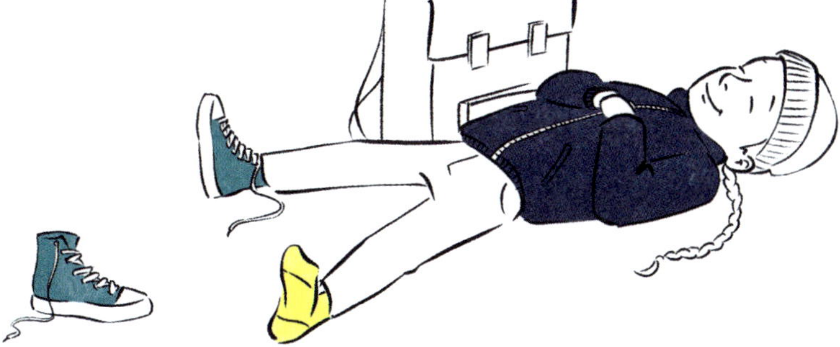

☆ DER FRÜHE VOGEL IST AUCH NICHT PÜNKTLICH, ABER MÜDE UND GEREIZT

Vielleicht denkst du dir, ihr könntet morgens einfach eine halbe Stunde früher aufstehen, um Zeit zu gewinnen. Eine vollkommen weltfremde Idee. Dadurch gewinnst du zwar ein paar Minuten, aber irgendwann musst du dein Kind trotzdem auffordern, sich anzuziehen, und dann setzt sich die Trödelspirale unweigerlich in Gang.
Im halbwegs ausgeschlafenen Zustand und an guten Tagen bist du unter Umständen in der Lage, die Situation einigermaßen zivilisiert zu managen und nur ganz selten in der Lautstärke eines Boot-Camp-Aufsehers durch die Wohnung zu brüllen. Sind aber alle Beteiligten wegen der fehlenden 30 Minuten Schlaf müde und gereizt, eskaliert die Situation schneller als bei einer unkontrollierten Kettenreaktion in einem Kernreaktor.

☆ GETTING SHIT DONE!

Inzwischen solltest du verstanden haben, dass das morgendliche Trödeln von Kindern einem in der DNA angelegten Protokoll folgt, an dem du nichts ändern kannst. Hier hilft ein Perspektivwechsel: Betrachte die kindliche Trödelei als Geschenk, als gewonnene Zeit. Anstatt neben deinem Kind zu stehen und mantraartig „Beeil dich!“ zu wiederholen – was du ohnehin nicht sollst (siehe oben) –, erledigst du in der Zwischenzeit einfach ein paar Dinge, zu denen du sonst nicht kommst. Zum Beispiel die Küchenschränke auswischen, die Steuererklärung machen, alle „Avengers“-Filme in chronologischer Reihenfolge anschauen oder Medizin studieren und ein Heilmittel gegen Krebs entwickeln.

☆ VON KINDERN LERNEN HEISST TRÖDELN LERNEN

Möglicherweise sollten wir unsere Einstellung zum Trödeln überdenken. Trödeln muss gar nichts Schlechtes sein, das uns Nerven kostet, sondern kann etwas Erstrebenswertes sein, so etwas wie die höchste Form des Müßiggangs. Wir sollten unseren Kindern das Trödeln nicht austreiben, sondern besser von ihnen lernen. Für Kinder gibt es kein Gestern und kein Morgen, sondern nur die Gegenwart. Sie leben immer im Moment und es zählt nur das Hier und Jetzt. Eine Erkenntnis, die andere Menschen viel Geld für Achtsamkeits-Coachings und Entschleunigungs-Ratgeber kostet.

Auch sonst hat die Trödelei nicht von der Hand zu weisende Vorteile: Wer trödelt, kennt keine Hektik, wer trödelt, hat keinen Stress, wer trödelt, bekommt keine Magengeschwüre, wer trödelt, erleidet kein Burn-out.

Wir sollten alle mehr trödeln!

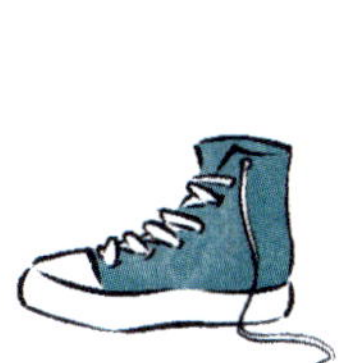

DER KINDERGEBURTSTAG IST KEIN PONYHOF

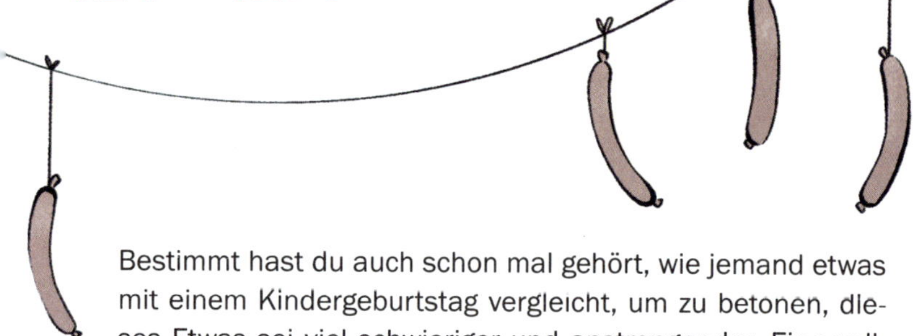

Bestimmt hast du auch schon mal gehört, wie jemand etwas mit einem Kindergeburtstag vergleicht, um zu betonen, dieses Etwas sei viel schwieriger und anstrengender. Eine vollkommen idiotische Aussage, die nur Kinderlose treffen können. Jeder, der Kinder hat, weiß, dass es nichts Schwierigeres und Anstrengenderes als Kindergeburtstage gibt.

Wer dachte, dass es eine gute Idee sei, eine Horde überdrehter Kinder mit Süßspeisen vollzustopfen, bis sie vollkommen überzuckert sind, um dann Spiele mit ihnen zu veranstalten, bei denen sie noch mehr Süßigkeiten gewinnen können, muss vollkommen wahnsinnig sein. Da ist es kein Wunder, wenn deine Bude anschließend aussieht, als hättest du ein Konzert einer finnischen Death-Metal-Band veranstaltet.

Profi-Tipp

Der beste Kindergeburtstag ist immer der, der nicht bei dir zu Hause stattfindet. Du kannst mit den Kindern ins Schwimmbad gehen, zum Trampolinspringen, in die Schokoladenfabrik oder sonst wohin. Hauptsache, weit weg. Das kostet zwar schnell mal zwei-, dreihundert Euro, aber immer noch weniger als die Komplettrenovierung deiner Wohnung.

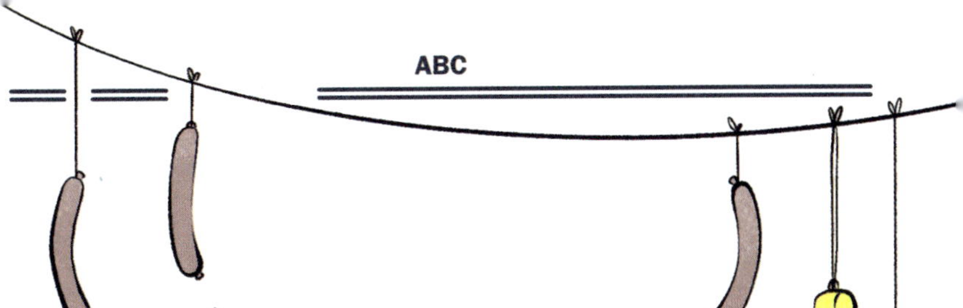

☆ MOTTO-PARTY FÜR UNBEGABTE

Du weißt nicht, was du auf der Geburtstagsfeier deines Kindes machen sollst? Dann lass dich auf Pinterest inspirieren. Da gibt es unzählige Ideen für Piraten-, Elfen- oder Detektivpartys, bei denen von der selbst gebastelten Einladung über kunstvolle Cupcakes bis hin zur selbst gefilzten Dekoration und den vorbereitungsintensiven Spielen alles aufeinander abgestimmt ist.
Allerdings brauchst du für solche Event-Geburtstage Zeit, Bastel- und Backtalent und Geld. Du hast nichts davon? Kein Problem. Dann servierst du Kalten Hund – Rezepte gibt es auf Pinterest –, lässt die Kinder Topfschlagen, Blinde Kuh und Wurstschnappen spielen, und abends gibt es Bockwürstchen mit Ketchup und dazu Kinder-Cola, bis allen schlecht ist. Das nennst du „Kindergeburtstag wie in den 80ern", und fertig ist die Motto-Party!

Profi-Tipp

Seit einigen Jahren ist es üblich, die Geburtstagsgäste mit einem Mitgebsel zu verabschieden. Meistens irgendein Plastikspielzeug voller umweltschädlicher Inhaltsstoffe. In vielerlei Hinsicht sind Mitgebsel ein merkwürdiger Brauch, aber sie geben dir immerhin die Gelegenheit, dem anstrengendsten Kind unter den Geburtstagsgästen eine Trillerpfeife zum Abschied zu schenken. Damit stellst du sicher, dass dieses Kind nie wieder zu euch auf einen Geburtstag darf.

WO GESUNGEN WIRD, DA LASS DICH NIEDER. UND WO GEFLÖTET WIRD, DA RENNE UM DEIN LEBEN.

„Ohne Musik wäre das Leben ein Irrtum!"
Ein Zitat, das dem Philosophen Friedrich Nietzsche zugeschrieben wird, und der gilt gemeinhin als kluger Kopf. Allerdings war der gute Nietzsche kinderlos und musste wahrscheinlich nie einem Blockflötenkonzert einer vollkommen talentbefreiten Grundschulklasse beiwohnen. Da wäre seine Einschätzung, was Musik für das Leben bedeutet, vielleicht etwas verhaltener ausgefallen.
Der positive Einfluss von Musik auf die kindliche Entwicklung ist aber nicht von der Hand zu weisen. Sie ist gut für das Sprechen und Hören, für die Motorik, für das Rhythmusgefühl und ganz allgemein für die kognitiven Fähigkeiten. Davon abgesehen ist es jedoch höchst problematisch, wenn Kinder ein Instrument erlernen.

Problem 1: DAS ÜBEN

Kinder greifen nicht einfach zum Instrument und beherrschen es sofort, sondern sie müssen üben, üben, üben. Das setzt Fleiß, Ehrgeiz und Durchhaltevermögen voraus. Lauter Eigenschaften, über die die wenigsten Grundschulkinder verfügen. Deswegen reagiert dein Kind auch nicht mit Verständnis und Einsicht, wenn du es aufforderst, endlich mal wieder zu üben.

Problem 2: DER KLANG

Wenn der weltberühmte Violinist Itzhak Perlman Geige spielt, klingt das himmlisch, so als streiche ein Wesen, das nicht von dieser Welt ist, über die Saiten. Greift ein Kind zur Geige, hört sich das nicht so an, sondern eher wie ein Tier, das auf unvorstellbar grausame Weise gequält wird. Das gilt prinzipiell auch für jedes andere Instrument, das dein Kind anfasst.

Problem 3: DAS VORSPIELEN

Musikschulen organisieren regelmäßig kleine Konzerte, auf denen Kinder ihr musikalisches Können – beziehungsweise ihr Nichtkönnen – darbieten. Die Eltern kommen dann als eine Art Schicksalsgemeinschaft der Leidenden zusammen, geben sich gegenseitig Kraft und unterstützen einander. Ein bisschen wie bei den Anonymen Alkoholikern. („Hallo, ich bin Christian und mein Kind spielt Geige." „Hallo Christian.")

Aber lass dich nicht abschrecken und schicke dein Kind ruhig zum Musikunterricht. Wenn du die erste Zeit überstehst und Glück hast, wird dein Kind vielleicht doch die nächste Anne-Sophie Mutter oder der nächste Eric Clapton. Und wenn du nicht ganz so viel Glück hast, die nächste Helene Fischer oder der nächste Andreas Gabalier.

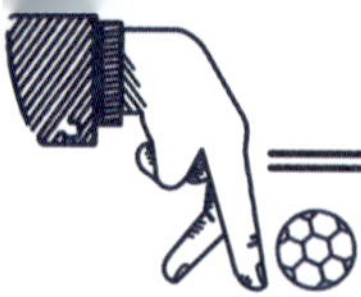

SPORT IST MORD, KINDERSPORT IST DOPPELMORD

Sport gilt gemeinhin als sehr positiv für die kindliche Entwicklung. Er fördert das Körpergefühl, beugt Übergewicht vor und die Kinder können sich austoben. Kindersport hat aber auch seine Schattenseiten. Das weißt du spätestens, seit du beim Kleinkindturnen mit einer Horde überdrehter Gören – dein Kind eingeschlossen – und deren nervigen Eltern durch einen Parcours aus Turnmatten, Bänken und Kästen gelaufen bist und zum krönenden Abschluss „Alle Leut, alle Leut gehn jetzt nach Haus“ singen musstest.
Es gibt aber noch weitere Gründe, warum du dir gut überlegen solltest, ob du dein Kind im Sportverein anmeldest.

☆ ZU VIEL SELBSTBEWUSSTSEIN: I AM THE FUCKING GREATEST!

Ein gehaltener Elfmeter, der erste Platz im 50-Meter-Lauf oder das siegbringende Tor beim Handball: Das sind alles Erfolgserlebnisse, durch die dein Kind ein gesundes Selbstbewusstsein entwickeln kann. Oder ein ungesundes Selbstbewusstsein – und dein Kind wird ein überheblicher Egomane. Möglicherweise dachten die Eltern von Zlatan Ibrahimović: „Mensch, der kleine Zlatan hat so viele Minderwertigkeitskomplexe, lass uns ihn mal beim Fußball anmelden.“ 20 Jahre und unzählige nationale und internationale Titel später gibt er dann narzisstische Statements wie „Ich selbst bin mein eigenes Idol“ zum Besten.

☆ GOODBYE, WOCHENENDE

Kindersport erfordert einen ziemlich hohen Einsatz von Eltern. Vor allem am Wochenende. Wettkämpfe finden nicht zur Mittagsstunde statt, sodass du gemütlich ausschlafen kannst. Nein, sie beginnen immer zu unchristlichen Zeiten, und es ist eher die Regel als die Ausnahme, dass du samstags oder sonntags um 6 Uhr aufstehen musst, um den Kinder-Chauffeur zu geben.
Du kannst dir zwar „Carpe diem"-mäßig schönreden, dass du dadurch viel mehr von deinem Wochenende hast, aber dazu musst du schon ziemlich masochistisch veranlagt sein. Turniere werden prinzipiell in gottverlassenen Nestern abgehalten, und so carpst du deinen wochenendlichen diem, indem du Kilometer über Kilometer auf schlecht ausgebauten Straßen mit Schlaglöchern von der Größe Luxemburgs fährst, um Stunden über Stunden in baufälligen Sporthallen zu verbringen, deren sanitäre Einrichtungen eine ungute Geruchsmischung aus Urin, Sportlerschweiß und Jauchegrube verströmen.

☆ DIE HÖLLE SIND IMMER DIE ANDEREN ELTERN

Im Sportverein bist du ständig von anderen Eltern umgeben. Beim Training, auf Turnieren, bei Vereinsfesten. Einfach immer. Weil mein Sohn, seit er fünf ist, Judo macht, kann ich empirisch belegt feststellen, dass Sporteltern in der überwiegenden Mehrheit eher anstrengende Zeitgenossen sind. Ihre Kinder sind immer die nächste Steffi Graf oder die direkten

Nachfolger von Dirk Nowitzki. Bleibt der sportliche Erfolg aus, was nur die Eltern, aber sonst niemanden überrascht, erklären sie in epischer Breite, dies liege einzig und allein an den widrigen Wetterbedingungen, den unfairen Gegnern und insbesondere an den inkompetenten Schiedsrichtern. (An dieser Stelle soll nicht unerwähnt bleiben, dass mir der Judoeltern-Klassiker „Da hat mein Junge mit dem Kampfrichter aber wirklich Pech gehabt" möglicherweise auch schon mal über die Lippen gekommen ist.)

Nur mit einem gehörigen Maß an Realitätsverweigerung wirst du es schaffen, Unterhaltungen mit anderen Sporteltern nicht als Diebstahl deiner Lebenszeit zu empfinden, sondern als Lerngeschenk, das deine Frustrationstoleranz fördert und dir ermöglicht, über dich hinauszuwachsen. Wahrscheinlicher willst du dir bei solchen Gesprächen die Ohren abreißen oder dich wimmernd in Embryonalstellung auf den Boden legen.

Profi-Tipp

Vielleicht gibst du die Hoffnung nicht auf, dass dein Kind doch ein sportliches Supertalent ist, das es zum Multimillionär bringen kann und dir aus tiefer Dankbarkeit, dass du es immer zum Training und zu Wettkämpfen kutschiert hast, eine Villa an der Côte d'Azur kauft. Dann darfst du dein Kind aber auf keinen Fall bei exotischen Orchideensportarten wie Rhönradturnen oder Lacrosse anmelden. Da sind die Aussichten auf Sport-Millionen gleich null und du musst dich trotzdem mit nervigen Eltern unterhalten.

WELCHES HAUSTIER HÄTTEN S' GERN?

Spätestens zu seinem sechsten Geburtstag wird sich dein Kind ein Haustier wünschen. Das ist im genetischen Code des Menschen festgelegt. (Lediglich das favorisierte Tier variiert: von Rennmaus über Alpaka bis zum Ungarischen Hornschwanz.) Prinzipiell spricht nichts gegen den kindlichen Tierwunsch. Im Gegenteil. Dein Kind lernt durch ein Haustier, Verantwortung zu übernehmen, sich um ein Lebewesen zu kümmern und mit Verlusten umzugehen, wenn Hasi ins Stromkabel beißt und das Zeitliche segnet.
Allerdings lassen regelmäßiges Gassigehen, Katzenstreuaustauschen oder Käfigsäubern die enthusiastische Begeisterung für ein Haustier recht schnell erlahmen, sodass du diese ganzen Aufgaben übernehmen musst. (Du lernst dadurch, dass du deinem Kind nicht jeden Wunsch vorschnell erfüllen solltest.) Dazu kommen die Kosten für Futter, Steuern, Versicherungen oder Wurmkuren. Außerdem musst du ständig für Nachschub sorgen, wenn Meerschweinchen, Wellensichtich, Goldfisch und Co. mal wieder beim „Survival of the Fittest" durchgefallen sind.

Profi-Tipp

Bist du dir nicht sicher, ob dein Kind wirklich schon bereit für ein Haustier ist, fang erst einmal klein an. Zum Beispiel mit einem Tamagotchi. Oder einem Stein.

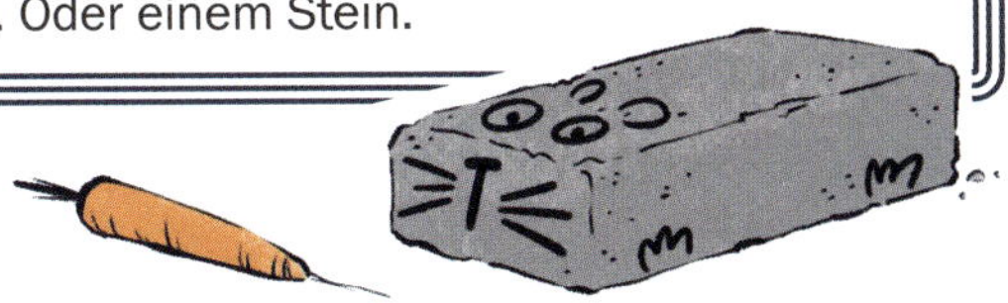

ALLES HAT EIN ENDE, NUR DER KINDERWITZ HAT KEINS

Im Alter von fünf bis zehn Jahren gibt es für dein Kind nichts Großartigeres, als dir Witze zu erzählen. Und für dich nichts Qualvolleres, als sie sich anzuhören.
Witze zeichnen sich dadurch aus, dass sie kurz und prägnant sind. Für Kinderwitze gilt das nicht. Ein durchschnittlicher Kinderwitz ist ungefähr so lang wie das experimentelle Orgelstück ORGAN^2 / ASLSP, das seit 2001 in der Sankt-Burchardi-Kirche in Halberstadt aufgeführt wird und auf eine Spieldauer von 639 Jahren angelegt ist.
Kinder sind außerdem die schlechtesten Witzeerzähler der Welt. Sie sagen ungefähr eine Trillion Mal „und dann" („... und dann ist die Oma ausgerutscht, und dann hat sie zu Fritzchen gesagt: „Hilf mir mal hoch", und dann hat Fritzchen gesagt ..."), verwechseln andauernd etwas („Der Mann sagt zur Frau, nee, zum Mann, nee, der Arzt sagt das, ach nee, der Briefträger ...") und versemmeln jede Pointe. (Treffen sich zwei Fische im Wasser. Sagt der eine: „Guten Tag!" Sagt der andere: „Wo?")

☆ WEGE AUS DER KINDERWITZEHÖLLE

Erstaunlicherweise gibt es bisher keine Ratgeber, die dir bei der Kinderwitzeproblematik helfen („Oje, ich erzähle Witze!"). Dafür bekommst du von mir ein paar effektive Tricks, wie du der Kinderwitzehölle entkommst.

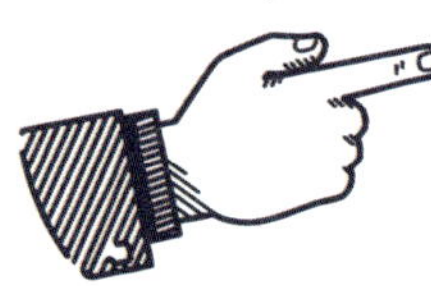

Schenke deinem Kind auf keinen Fall ein Witzebuch: Ein Kind, das keine Witze kennt, kann auch keine erzählen. (Sollte es von Verwandten ein Witzebuch bekommen, brich unverzüglich den Kontakt zu diesen Menschen ab. Es handelt sich um sadistische Soziopathen, mit denen du nichts zu tun haben willst.)

Schaffe dir niemals einen digitalen Sprachassistenten an: Irgendwann sagt dein Kind: „Alexa, erzähl mir einen Witz!“, und dann ist die Witzebüchse der Pandora geöffnet.

Täusche am Ende eines Kinderwitzes auf keinen Fall enthusiastisches Lachen vor: Dein Kind missversteht das als Ermutigung, weitere Witze zu erzählen. Fallen ihm keine mehr ein, erfindet es eigene Witze. Dann hast du endgültig verloren.

Bring dem Kinderwitze-Dämon ein anderes Opfer: „Erzähl Mama den Witz, die lacht so gern.“ (Sag das nur, wenn deine Ehe ohnehin zerrüttet ist.) Ein Vorgehen, das nicht besonders ehrenhaft ist, aber der sich nie irrende Volksmund sagt nicht umsonst: „Im Krieg, in der Liebe und bei Kinderwitzen ist alles erlaubt!“

Die Gefahr der Kinderwitzehölle ist für dich erst gebannt, wenn dein Kind in die Pubertät kommt und keinen Bock mehr hat, sich mit dir zu unterhalten. Außer dein Kind ist die Reinkarnation von Fips Asmussen, dann will es dir bis zum Ende deines Lebens Witze erzählen. Da bleibt dir nur die Flucht, am besten mit Aufnahme ins FBI-Zeugenschutzprogramm.

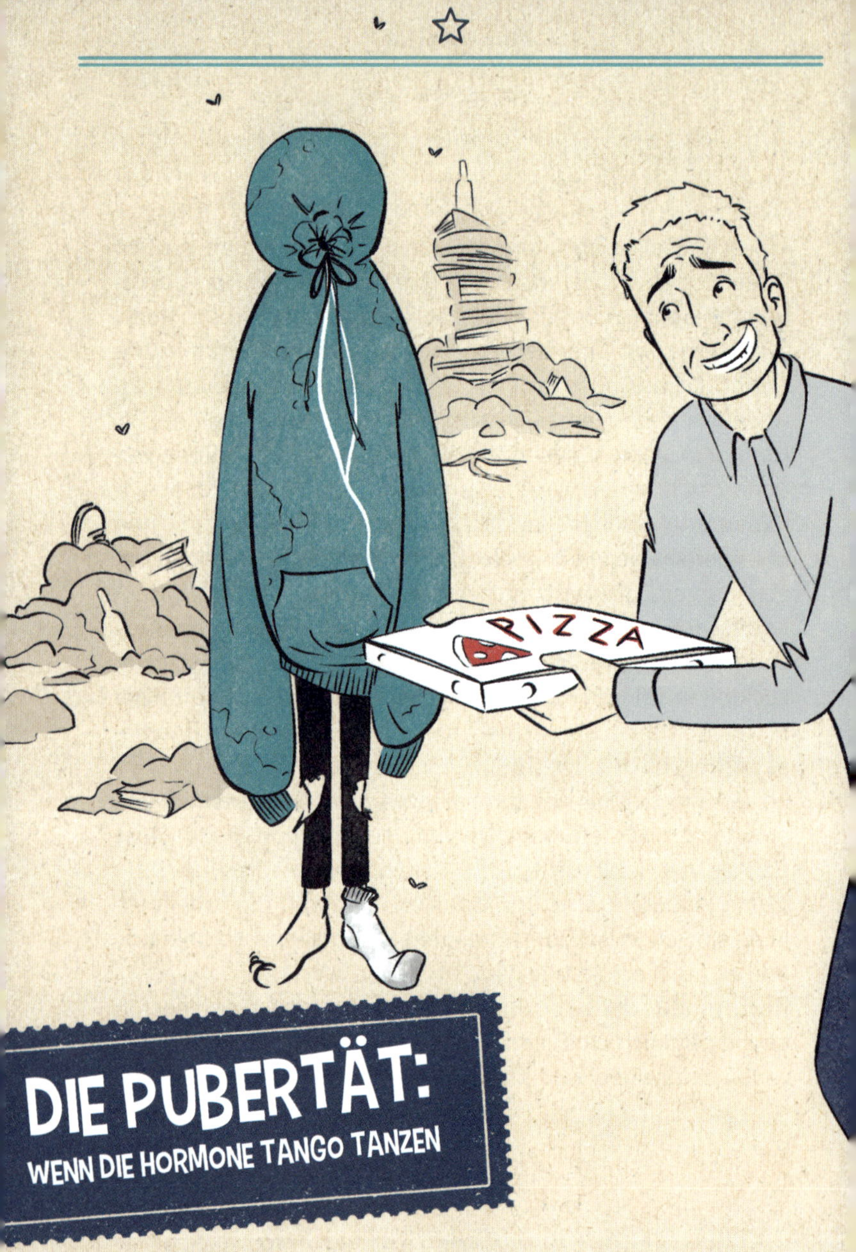

DIE PUBERTÄT:
WENN DIE HORMONE TANGO TANZEN

Wovor gruseln sich Eltern mehr als vor „Nightmare on Elm Street“, der Steuererklärung und einem Pärchen-Spieleabend? Genau, vor der Pubertät. Diese beginnt in der Regel zwischen zwölf und vierzehn, bei Mädchen mitunter etwas früher. Dein Kind entwickelt sich dann allmählich zum Erwachsenen, benimmt sich aber meistens nicht wie einer.
Hormonell geht in dieser Zeit die Post ab. Der Körperbau verändert sich, Haare wachsen an komischen Stellen, Mädchen haben ihre erste Menstruation, und Jungs kommen in den Stimmbruch, sodass du morgens nicht weißt, ob du einen Regensburger Domspatz oder den Sänger von AnnenMayKantereit weckst. In der Pubertät entsteht bei deinem Kind auch das erste sexuelle Interesse. Gleichzeitig sorgt der Hormoncocktail in seinem Körper für Pickelbildung und übermäßige Schweißproduktion, was das Ausleben des sexuellen Interesses erheblich erschwert.
Im Gehirn tut sich ebenfalls einiges. Dort findet eine Komplettsanierung statt. Neue Nervenfasern werden gebildet und ungenutzte Nervenzellen und Verbindungen aufgelöst. Dein Teenie hat quasi eine BER-Baustelle im Kopf: Die Arbeitsabläufe sind chaotisch, die Arbeiter haben null Plan, was sie tun, und es tauchen ständig neue Probleme auf.
Kein Wunder, dass dein Kind in der Pubertät häufig schlechte Laune hat, sich nicht konzentrieren kann und über die Motivation eines südamerikanischen Zweifinger-Faultiers verfügt.

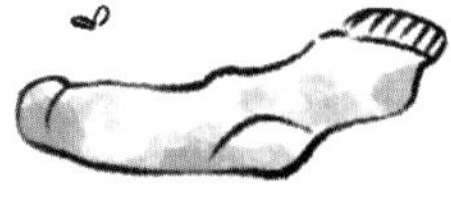

Profi-Tipp

In der Pubertät drückt sich dein Kind zumeist durch unterkomplexe Ein-Wort-Sätze wie „Hm“, „Nö“, „Vielleicht“, „Okay“ oder „Weißnich“ aus. Und noch häufiger durch unartikulierte Grunzlaute. Die Kommunikation mit deinem Kind kannst du mithilfe eines Dolmetschers, der auf exotische Fremdsprachen spezialisiert ist, aufrechterhalten. Oder durch einen Tierstimmenimitator.

☆ GEFÜHLE, GEFÜHLE

Dein Kind durchläuft in der Pubertät eine emotionale Achterbahnfahrt. Es ist sentimental, ausgelassen, zornig, fröhlich, traurig, wütend, euphorisch oder niedergeschlagen. Und das alles innerhalb einer Viertelstunde. Das macht die Pubertäts-Transformer-Phase für alle Beteiligten zu einer herausfordernden Zeit.

In der Pubertät verändert sich dein Kind. Es ist nicht mehr das kleine Engelchen, das dich anhimmelt, sondern zunehmend eine erwachsene Person mit eigener Persönlichkeit und eigenen Wertvorstellungen, die dich und deine Ansichten immer wieder infrage stellt. Häufig nicht besonders konstruktiv, sondern mit der Feinfühligkeit eines Rhinozeros auf Steroiden. Da ist es verständlich, wenn du von deinem Pubertier manchmal gehörig genervt bist und nach günstigen Internaten in Usbekistan googelst.

☆ WENN PAPA PEINLICH WIRD

Denk aber immer daran: Dein Kind hat es mit dir auch nicht leicht. Schließlich verwandelst du dich ebenfalls. Früher warst du ein Superheld, der alles weiß und alles kann. Jetzt bist du dagegen ein superpeinlicher Null-Checker, und dein Nachwuchs findet, dass du von rein gar nichts auch nur den blassesten Schimmer hast. (Wahrscheinlich hat er damit meistens recht.)

Dein Teenie macht nicht nur diese ganzen verwirrenden körperlichen und psychischen Veränderungen durch, sondern muss auch noch mit dir zusammenleben. Da solltest du – auch wenn es manchmal nicht ganz leichtfällt – in der ein oder anderen Situation gelassen bleiben und dein Kind verständnisvoll durch diese schwierige Phase begleiten. Falls es mit dem Gelassenbleiben nicht immer klappt, lies noch mal das Kapitel mit den buddhistischen Erziehungsweisheiten. Oder iss eine Tafel Schokolade. Das bringt auch Gelassenheit. Und 20 Kilo Übergewicht bis zum Ende der Pubertät.

Aber du musst nicht zu viel Angst vor der Pubertät haben. So schlimm wird das schon nicht. Es ist auch nur eine Phase, die irgendwann vorbeigeht. (Leider erst nach einigen Jahren.) Falls du Glück hast, kommt dein Kind später zu einer ähnlichen Erkenntnis wie der Schriftsteller Mark Twain:

„Als ich vierzehn war, war mein Vater so unwissend, ich konnte den alten Mann kaum in meiner Nähe ertragen. Aber mit einundzwanzig war ich verblüfft, wie viel er in sieben Jahren dazugelernt hatte.“

WER BRAUCHT SCHON SCHULE?

Eltern und pubertierende Kinder sind sehr unterschiedlicher Ansicht darüber, welchen Stellenwert die Schule hat. Für Eltern haben Hausaufgaben und Lernen gemeinhin eine sehr hohe Priorität. Mit guten Noten kannst du studieren, hast bessere Job-Aussichten und verdienst hoffentlich ein anständiges Gehalt. (Schließlich sollen die Kinder irgendwann ausziehen.)

Für Jugendliche bewegt sich die Relevanz von Schule dagegen meist im nicht-messbaren Bereich. Wenn du unentwegt träumst, mit Lisa aus der 9c oder Fahri aus der 10a zu knutschen, den ganzen Tag damit verbringst, dich in die Top 10 der FIFA-Weltrangliste zu zocken, oder dich auf eine lukrative TikTok-Karriere vorbereitest, wie sollst du dich dann mit solchen Lappalien wie binomischen Formeln, unregelmäßigen französischen Verben oder Abläufen der Photosynthese beschäftigen?

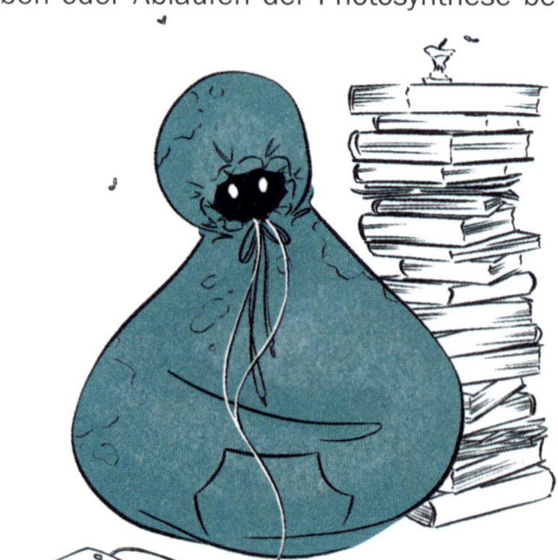

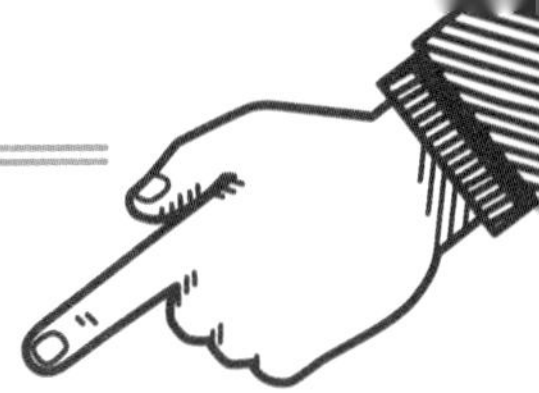

☆ PROBIER'S MAL MIT GELASSENHEIT

Jedes Kind ist anders. Die einen brauchen etwas mehr Anleitung als die anderen, und mit „brauchen etwas mehr Anleitung" meine ich, dass sie keinen Strich tun, außer Mama oder Papa stehen daneben und überwachen die Hausaufgaben minutiös. Solange dein Kind aber nicht stark versetzungsgefährdet ist, empfehle ich dir, auch in schulischen Angelegenheiten gelassen zu bleiben.

Es bringt ohnehin nichts, dein Kind andauernd zu gängeln, ob es seine Hausaufgaben gemacht oder Vokabeln gelernt hat. Das gibt nur Widerworte und Streit und schließlich „Game of Thrones"-artige Auseinandersetzungen. Aus dem Physikunterricht weißt du ja: Druck führt immer zu Gegendruck. Falls du das nicht weißt, hast du anscheinend nicht aufgepasst, und dann ist es um deine Glaubwürdigkeit in Sachen schulischem Ehrgeiz auch nicht besonders weit her.

Seit meine Kinder nicht mehr auf die Grundschule gehen, pflegen wir einen sehr entspannten Umgang mit dem Thema Schule. Wir kümmern uns nicht weiter darum. Die Kinder sind alt genug und selbst für Hausaufgaben und Lernen verantwortlich, ohne dass wir das ständig kontrollieren. Wenn sie Fragen haben, können sie selbstverständlich immer zu uns kommen. Tun sie aber nur sehr selten. Weil sie klug sind und wissen, dass sie im Internet schnellere Antworten bekommen. Und richtigere.

Bisher sind wir mit dieser Einstellung sehr gut gefahren. Zumindest haben wir noch keine persönliche Einladung zum Elternsprechtag bekommen.

☆ GUTE SCHLECHTE VORBILDER

Selbst wenn dein Kind mal sitzen bleiben sollte, ist das kein Grund, in Panik zu verfallen. Es gibt genügend Prominente, die trotz mäßiger Schulleistungen Karriere gemacht haben. Zum Beispiel mussten Thomas Gottschalk, Otto, Harald Schmidt, Heiner Lauterbach, Roger Willemsen und Thomas Mann Ehrenrunden drehen.
Der sehr erfolgreiche Deutschrapper Capital Bra hat die Schule sogar gar nicht abgeschlossen. Mit Zeilen wie „Ich will Titten und Arsch und ’ne Kippe danach“ oder „Roll mal noch einen, roll mal noch einen und roll dann den zweiten“ eignet er sich aber möglicherweise nicht vollumfänglich als Vorbild. Vielleicht ist es doch besser, dein Kind macht wenigstens ab und an mal was für die Schule.

Profi-Tipp

Denk am Ende des Schuljahres immer daran: Ein Zeugnis ist auch nur ein Stück Papier mit Zahlen. Unter Umständen mit sehr vielen, sehr hohen Zahlen.

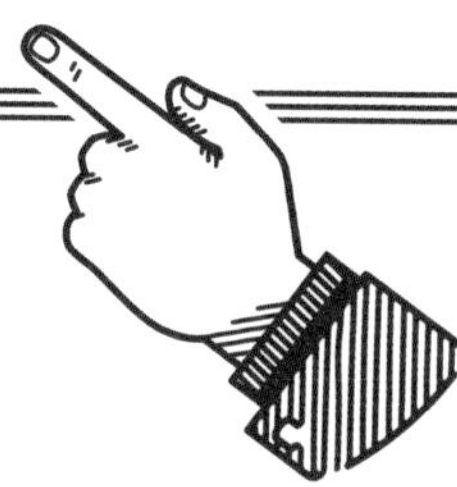

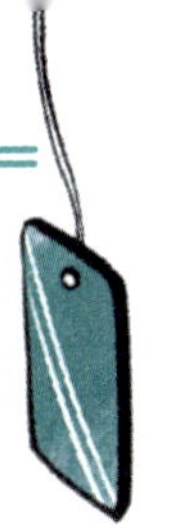

HASHTAG MEDIENNUTZUNG

Sofern ihr nicht in einer Amish-Gemeinde lebt, die elektrische Geräte prinzipiell verbietet, und sofern dein Kind ein einigermaßen durchschnittlicher Teenager ist, wird es in der Pubertät die ein oder andere Stunde am Handy verbringen. Und sofern es ein vollkommen durchschnittlicher Teenager ist, wird seine Hand eine fast symbiotische Verbindung mit dem Smartphone eingehen und dieses nur weglegen, um beim stundenlangen Zocken den Controller zu halten.

Womöglich hast du manchmal Sorge, dein Kind könnte handysüchtig sein, vollkommen verblöden, in der Schule scheitern und zeit seines Lebens prekären Beschäftigungsverhältnissen nachgehen müssen. Solche Fälle mag es geben, aber unter Umständen kommt es auch ganz anders. In der Top-10-Liste der reichsten Menschen der Welt waren 2020 sechs Männer, die ihr Dagobert-Duck-haftes Vermögen mit digitalen Technologien verdient haben. Du kannst es also auch ganz anders sehen: Vielleicht steht dein Kind gar nicht auf der Schwelle zur Online-Abhängigkeit, sondern ist auf dem Weg zu unfassbarem Reichtum.

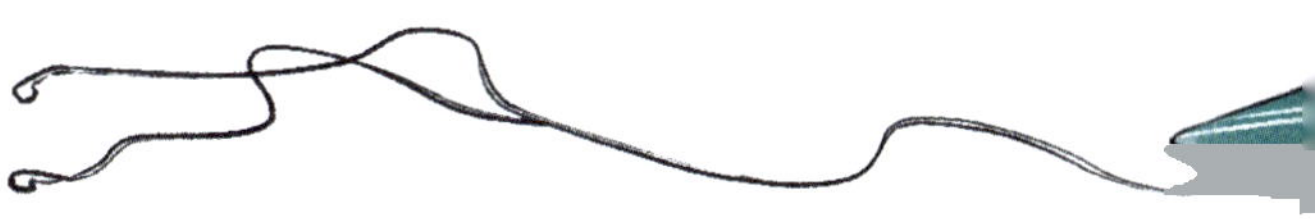

☆ DU MUSST NICHT IMMER „NEIN" SAGEN

Was Handys, soziale Medien oder Zocken angeht, ist es gut, nicht sofort alles reflexhaft abzulehnen. Möchte dein Kind zum Beispiel ein Spiel für seine Konsole haben, solltest du dich erst mal selbst informieren und dir eine eigene Meinung bilden, ob es für dein Kind geeignet ist. Gegebenenfalls kannst du das Spiel immer noch verbieten. Oder erlauben und gemeinsam mit deinem Kind das erfolgreichste „Fortnite"-Team aller Zeiten aufbauen.

Auch die sozialen Medien sind möglicherweise besser als ihr Ruf und nicht nur sinnlose Zeitfresser oder Orte von Fake News und Cybermobbing. Während der Corona-Pandemie mit ihren diversen Shut- und Lockdowns, dem Homeschooling und den Kontaktbeschränkungen waren soziale Medien für Kinder häufig die einzige Möglichkeit, sich mit ihren Freundinnen und Freunden auszutauschen. (Zum Beispiel während des Online-Unterrichts.)

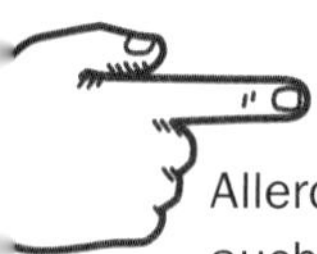

☆ KEINE DIGITALE MACHT DEN ARSCHGEIGEN

Allerdings ist nicht von der Hand zu weisen, dass das Internet auch seine Schattenseiten hat. Verschwörungstheoretiker fabulieren von Echsenmenschen, AfDler verbreiten Lügen über Geflüchtete und ehemalige US-Präsidenten schaffen sich ihre eigene bizarre Parallelwelt. Und obendrein musst du dir bei Facebook jeden Sommer die Urlaubsfotos von Onkel Franz und Tante Uschi anschauen.

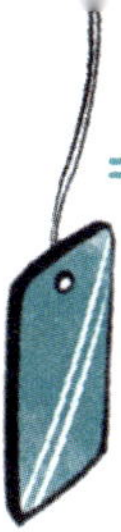

Vielleicht sollten wir aber gerade deswegen unsere Kinder nicht vom Internet fernhalten. Im Gegenteil. Wir wollen die digitale Welt doch nicht den Idioten, den Kriminellen, den Rassisten, den Perversen, den Psychopathen und den Lügnern überlassen. Stattdessen sollten wir dafür sorgen, dass unsere Kinder mitfühlende, reflektierte und weltoffene Menschen werden, die sich nicht an Shitstorms beteiligen, für andere einstehen und das Internet zu einem besseren Ort machen! Und die uns, wenn wir vergreist und senil sind, mit unseren Computer- und Handy-Problemen helfen.

Profi-Tipp

Sollte dein Kind doch in pathologischem Ausmaß am Handy und in den sozialen Medien hängen, gibt es eine einfache Lösung: Poste unter seinem neuesten Instagram-Bild oder seinem letzten TikTok-Video: „Voll cute, Mausezähnchen. Bussi, Vati!" Dazu noch sieben bis acht Knutsch-Emojis, und dein Kind löscht mit hoher Wahrscheinlichkeit augenblicklich all seine Accounts und verbrennt das Handy. Oder blockt dich, wie es jeder normale Teenager bei seinen Eltern macht.

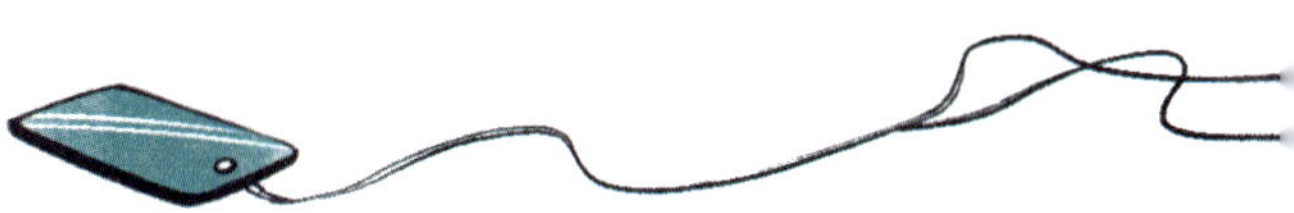

UNORDNUNG IST DAS GANZE LEBEN

Pubertierende Jugendliche haben ein sehr spezielles Empfinden von Ordnung und Sauberkeit. Nämlich gar keins! Deswegen verwandelt sich das Zimmer deines Teenies allmählich in eine begehbare Joseph-Beuys-Installation, in der sich schmutzige Wäsche, leere Chipstüten, vergorenes Obst, stinkende Socken, verkrustete Müslischalen, verknickte Schulbücher und verschimmelte Joghurtbecher türmen. Darüber brauchst du dich gar nicht aufregen. Hormonell bedingt sind Pubertierende nicht in der Lage, Chaos und Müll wahrzunehmen. (Eine These, die wissenschaftlich noch untersucht werden müsste.) Entsprechend unwirsch reagiert dein Kind auf Aufforderungen, endlich aufzuräumen.

Profi-Tipp

Zwischen dem 13. und 18. Lebensjahr deines Kindes betrittst du sein unordentliches Zimmer einfach nicht. Das vermeidet tägliche Generationenkonflikte und bringt dir möglicherweise sogar Ruhm und Geld ein. Nach der Pubertät finden Archäologen im Kinderzimmer vielleicht eine untergegangene Maya-Zivilisation. Oder Biologen entdecken eine neue Tierart, die nach dir benannt wird. Aber das Beste: Von den Pfandflaschen, die dein Kind über die Jahre gebunkert hat, kannst du eine Villa in Hamburg-Winterhude kaufen.

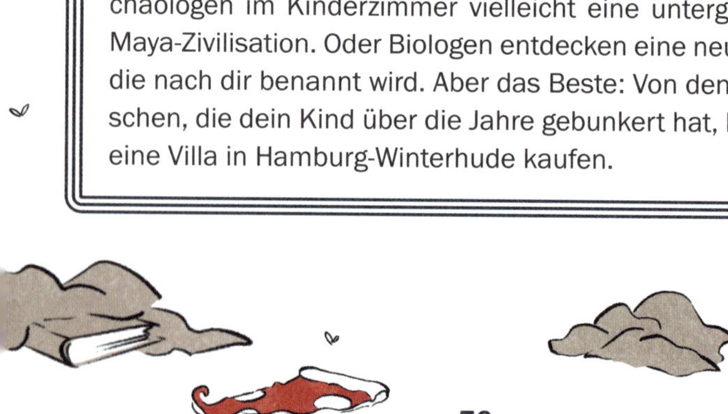

☆ SMELLS LIKE TEEN SPIRIT

Du erinnerst dich vielleicht noch daran, wie wohlig dein Kind als Baby roch und wie du am liebsten den ganzen Tag damit verbracht hättest, an ihm zu schnuppern. (Außer die Windel war gerade voll.) In der Pubertät ist das nicht mehr der Fall. Im Gegenteil. Die jugendlichen Drüsen produzieren Schweiß in Tsunamimengen und die Poren so viel Talg, als würden sie nach Gewicht bezahlt. Ungünstigerweise tendiert bei vielen Pubertierenden die Bereitschaft, sich auch nur der basalsten Körperhygiene zu widmen, gegen null. Ebenfalls hormonell bedingt, nehmen sie unangenehme Gerüche einfach nicht wahr. (Eine These, die auch noch wissenschaftlich zu überprüfen wäre.)

Mit etwas Glück löst sich das Problem ganz von selbst. Falls dein Kind ein Date mit Lisa aus der 9c oder Fahri aus der 10a hat, wirst du erstaunt sein, dass dein vormals wasserscheuer Pubertant plötzlich Stunden im Bad verbringt, freiwillig duscht, die Haare wäscht, Zähne putzt, einen Kamm benutzt und sich mit wohlduftenden Parfüms einnebelt. Und vielleicht sogar frische Klamotten anzieht – vorausgesetzt, er schafft es, sich bis zum Kleiderschrank durchzukämpfen.

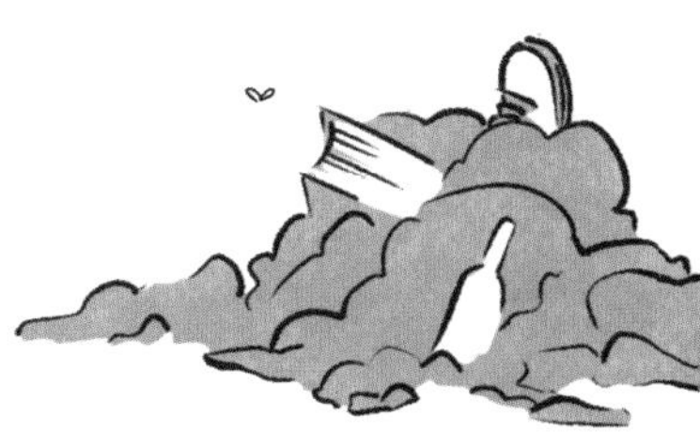

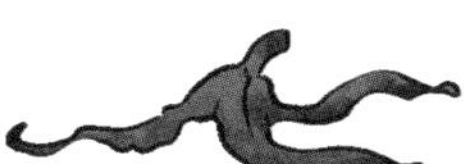

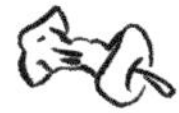

Kippen, Drogen, Alkohol: zum Unwohlsein!

Mit ungefähr 15, 16 trinken viele Jugendliche das erste Mal Alkohol, rauchen ihre erste Zigarette, haben ihren ersten Vollrausch und machen erste Drogenerfahrungen. Toll ist das nicht, denn Alkohol ist schädlich für die körperliche und geistige Entwicklung von Heranwachsenden und zerstört außerdem Beziehungen und ganze Familien. Oder wie Herbert Grönemeyer, der alte Ruhrpott-Nuschler, einst gesungen hat: „Alkohol ist das Schiff, mit dem du untergehst."

Jugendliche wissen das anscheinend. Seit vielen Jahren ist bei den 12- bis 17-Jährigen der Alkohol- und Zigarettenkonsum rückläufig und auch nur 1,6 Prozent in dieser Altersgruppe greifen regelmäßig zum Joint. Es ist also sehr unwahrscheinlich, dass dein Kind jedes Wochenende mehr säuft als Harald Juhnke, mehr quarzt als Helmut Schmidt und mehr kifft als Snoop Dog.

Falls du Glück hast, trinkt dein Kind bei seinen ersten Alkoholerfahrungen viel zu viel und kotzt die ganze Bude voll – im Idealfall nicht deine, sondern die eines Freundes oder einer Freundin. Abgeschreckt durch dieses Erlebnis, wird es zukünftig erst mal maßvoll trinken.

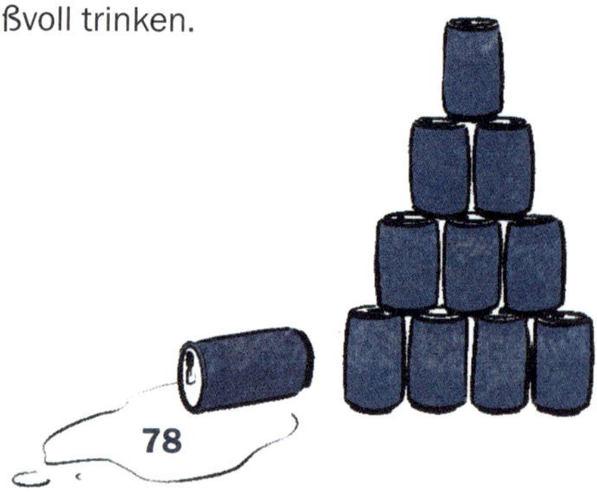

☆ VADDERN ALS VORBILD

Ob dein Kind verantwortungsvoll mit Alkohol und Drogen umgeht, liegt letztendlich an dir selbst. Damit meine ich nicht, ob du es schaffst, jeglichen Alkohol- und Drogenkonsum zu verbieten und dieses Verbot konsequent durchzusetzen. Nein, es geht um dein eigenes Trinkverhalten.
Dein Kind wird natürlich nicht sofort zum Komasäufer, wenn du ab und an ein Bier trinkst. Aber du musst vielleicht nicht unbedingt schon zum Frühstück Stiefel exen wie ein Verbindungsstudent auf der Semesterabschlussparty. In der Gegenwart deines Kindes solltest du nur in Maßen Alkohol konsumieren. Zum einen wegen deiner Vorbildfunktion, zum anderen, weil es für Kinder nichts Unangenehmeres gibt, als die eigenen Eltern betrunken zu sehen. Außer sich vorzustellen, dass sie Sex haben.

Profi-Tipp

Fragt dich dein Kind irgendwann, ob du früher selbst mal Drogen genommen hast, entgegnest du: „Nein, ich war nur süchtig nach deiner Mutter." Diese Antwort wird dein Kind so anwidern, dass es sich in Zukunft schon allein beim Gedanken an Drogen übergeben muss und die Finger davon lässt.

LET'S TALK ABOUT SEX: WIE KLÄRE ICH MEIN KIND AUF?

Wie bereits erwähnt, interessiert sich dein Kind in der Pubertät zunehmend für Sex. Du musst aber nicht befürchten, dass es sofort mit irgendjemandem in die Kiste steigt. In Deutschland sind Jugendliche beim „ersten Mal" durchschnittlich 17 Jahre alt.
Trotzdem solltest du rechtzeitig mit deinem Kind über Verhütung reden. Vor ein paar Jahren musstest du ihm erklären, wie Babys entstehen, jetzt geht es darum, wie sie nicht entstehen. Vielleicht ist dir dieses Gespräch peinlich – deinem Kind auf jeden Fall –, aber lieber fünfzehn Minuten Verlegenheit ertragen als Deutschlands jüngster Großvater werden.
Du musst auch gar nicht zu sehr ins Detail gehen. Im schulischen Aufklärungsunterricht führen Sozialpädagogen anwendungsbezogene Praxisübungen durch. Und das ist auch gut so. Schließlich möchtest du dein Kind nicht traumatisieren, indem ihr gemeinsam Kondome über Bananen zieht.

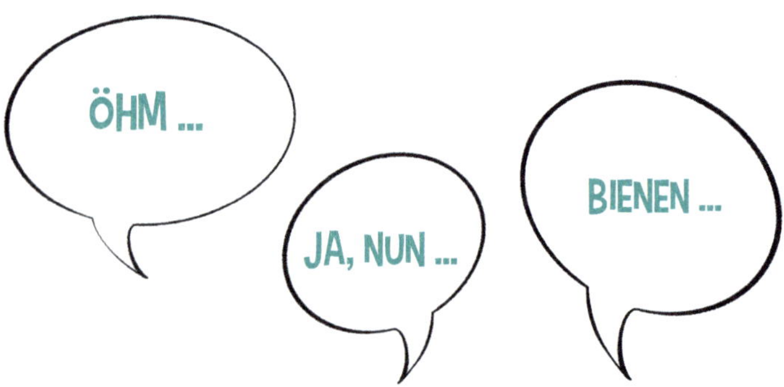

☆ DO IT YOURSELF

Selbstbefriedigung ist ein wichtiger Bestandteil der erwachenden Sexualität und nicht selten die einzige Möglichkeit, sie auszuüben. Früher wurden Masturbation und Onanie tabuisiert. In der Bibel erlitt der namensgebende Onan beispielsweise ein tödliches Schicksal, weil er seinen „Samen auf den Boden fallen ließ", statt die Frau seines verstorbenen Bruders zu befruchten. (Eigentlich handelte es sich dabei gar nicht um Selbstbefriedigung, sondern um Coitus interruptus, aber vielleicht kennen sich fundamentalistische Christen mit dem ganzen Sex-Thema nicht so gut aus.)
Bis heute hält sich auch das Gerücht, dass Selbstbefriedigung blind macht. Das ist aber Unsinn. Ich hatte beispielsweise schon vor der Pubertät eine sehr dicke Brille. Du musst dir also keine Sorgen machen, falls dein Kind exzessiv masturbiert. Das ist vollkommen normal. Zumindest, solange es das nicht in der Öffentlichkeit tut.

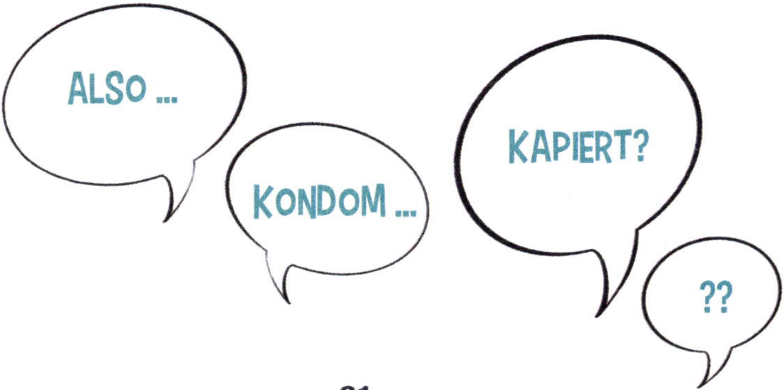

☆ OH NO, PORNO!

In meiner Jugend war die pornografische Erlebniswelt weitestgehend auf Filme wie „Sonne, Sylt und kesse Krabben“ oder „Sunshine Reggae auf Ibiza“ beschränkt. Die wurden am Wochenende spätabends von den Privatsendern ausgestrahlt, waren allerdings nur von sehr begrenzter Erotik, denn du hattest ständig Angst, Karl Dall oder Ingrid Steeger könnten plötzlich auf dem Bildschirm erscheinen.

Heutzutage können Kinder durch das Internet schon frühzeitig mit pornografischem Material in Kontakt kommen, gegen das „Die 120 Tage von Sodom“ wie eine lustige Familienkomödie erscheint. Das fängt vielleicht recht harmlos damit an, dass sich dein Kind auf YouTube einen Clip über „Die heißesten Spielerfrauen der Bundesliga“ anschaut, und kurze Zeit später wirst du plötzlich gefragt, was eigentlich Gang Bang, Cumshot oder Golden Shower sind. (Falls du diese Begriffe googeln musst, solltest du das nicht unbedingt am Büro-Rechner tun.)

Verbringt dein pubertierendes Kind mehr Zeit auf YouPorn als mit den Hausaufgaben, solltest du es vorsichtig darüber in Kenntnis setzen, dass die Darstellungen in Pornos nicht der Realität entsprechen. Weder was die körperliche Konstitution der Akteure noch ihre Ausdauerfähigkeit oder die Choreografie der meisten dort durchgeführten Sexualpraktiken angeht. Die späteren Sexpartner und -partnerinnen deines Kindes werden es dir danken.

☆ SEXUELLE VIELFALT: ALLES GEHT, NICHTS MUSS

Früher war Aufklärung noch ziemlich einfach beziehungsweise sie wurde sich einfach gemacht. Da gab es Mann-Frau, Penis-Scheide, rein-raus, und fertig war die Laube. Beziehungsweise die Schwangerschaft. Heute ist das alles etwas komplexer. Da gibt es Heteros, Schwule, Lesben, Intersexuelle, Nicht-Binäre, Transmenschen und viele mehr, beim Geschlechtsverkehr werden alle Körperöffnungen mit einbezogen, SM-Praktiken sind im popkulturellen Mainstream angekommen und Schwangerschaften entstehen auch mal in der Petrischale im Labor.

Diese sexuelle Varianz und Geschlechtervielfalt lehnen einige Menschen aus wertkonservativen Gründen ab, und sie wollen nicht, dass Kindern davon erzählt wird. Aber diese Vielfalt zu ignorieren, ändert nichts daran, dass es sie gibt. Es sind ja nicht Schrödingers Sexpraktiken, die nicht existieren, wenn du nicht über sie sprichst.

Besser ist es doch, unsere Kinder von Anfang an zu Offenheit und Toleranz zu erziehen. Denn wenn sie als Jugendliche kein Verständnis dafür haben, dass Petra und Maja sich lieben, dass Michael und Torben ein Baby haben oder dass es transsexuelle Menschen gibt, haben sie es als Erwachsene erst recht nicht. Und das wäre doch sehr schade.

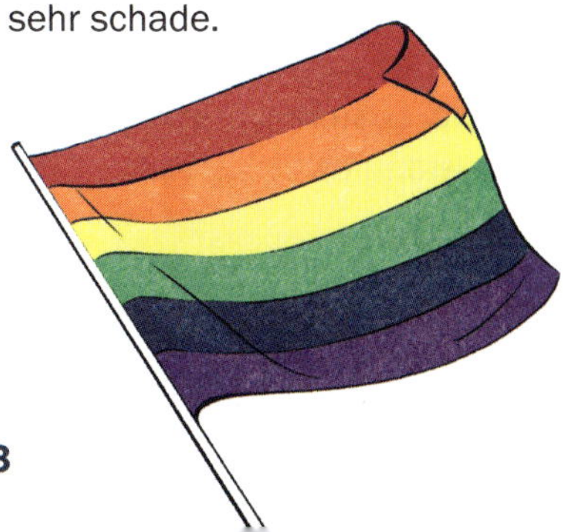

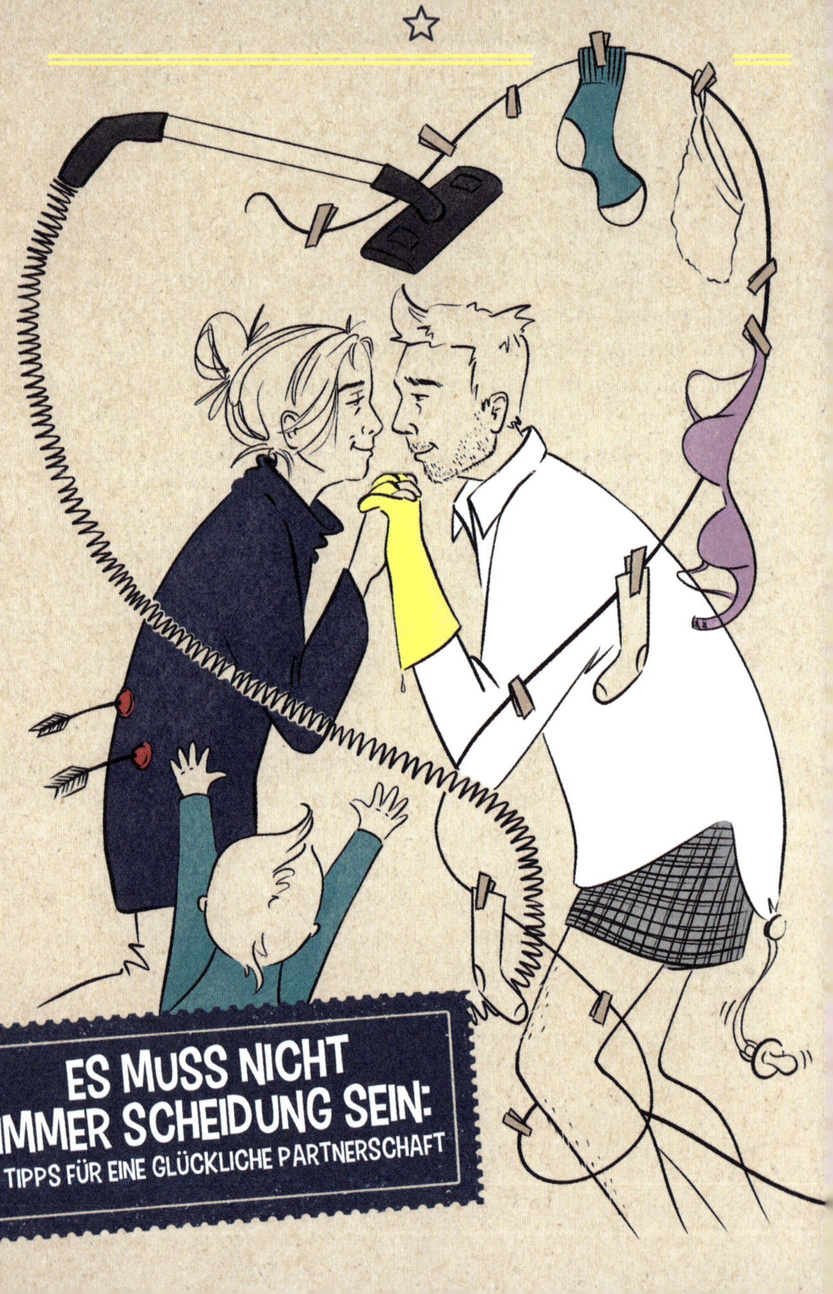

ES MUSS NICHT IMMER SCHEIDUNG SEIN:

7 TIPPS FÜR EINE GLÜCKLICHE PARTNERSCHAFT

2020 feierten Queen Elisabeth II. und Prinz Philip ihren 73. Hochzeitstag. Wahnsinn. In Hundejahren sogar ihren 511. Hochzeitstag. Noch wahnsinniger!
Nicht nur biologisch ist es eine Herausforderung, bis zur Gnadenhochzeit (70 Jahre) und darüber hinaus durchzuhalten, auch die Statistik spricht dagegen. In Deutschland wird rund jede dritte Ehe nicht durch den Tod geschieden, wie es das kirchliche Treuegelübde verlangt, sondern vom örtlichen Familiengericht.
Da ist die lange Beziehung von Lisbeth und Lippl schon ein ziemliches Kuriosum, und es stellt sich die Frage, wie die beiden das hinbekommen haben. Sich bereits zum Frühstück hochwertigen Gin reinzulöten, könnte möglicherweise geholfen haben. Ein Schloss mit über 700 Zimmern, in dem du dir tagelang aus dem Weg gehen kannst, schadet sicherlich auch nicht. Eine Heerschar von Bediensteten, die sich um den lästigen Haushalt und die Kinder kümmern, war für das royale Eheglück bestimmt ebenfalls vorteilhaft.
Da ich davon ausgehe, dass du nicht dem englischen Königshaus angehörst, habe ich ein paar Beziehungstipps für das gemeine Volk zusammengestellt. Mit denen schaffst du es – gute Gesundheit und etwas Glück vorausgesetzt – vielleicht auch bis zur Gnadenhochzeit und darüber hinaus.

♡ GEMEINSAM SEID IHR STARK

Kinder großzuziehen, ist ein wahnsinnig anstrengender Job, der jede Beziehung auf eine harte Probe stellt. Babys wollen ständig gefüttert und gewickelt werden und rauben dir den Schlaf. Dann kommen die Trotzanfälle, später leidige Hausaufgabendiskussionen, und in der Pubertät musst du verhindern, dass der Alkohol- und Drogenkonsum des Nachwuchses ausartet, denn schließlich soll er einen wenigstens passablen Schulabschluss machen. (Und irgendwann ausziehen.)

Allein ist das nicht zu bewältigen. Vielleicht erinnerst du dich noch an den Werbeslogan der Volks- und Raiffeisenbanken aus den 1990ern: „Gemeinsam stark für die Zukunft“. Das heißt nicht, dass du dir pädagogische Ratschläge von deinem Bankberater geben lassen sollst. Nein, das heißt, ihr sollt ein Team bilden.

Wenn ihr euch gegenseitig unterstützt, ergänzt ihr euch mit euren Stärken und verteilt die Erziehung auf mehrere Schultern. Zusammen bekommt ihr das mit den Kindern schon irgendwie hin. Vielleicht. Mit ein bisschen Glück. Oder auch nicht. Dann scheitert ihr wenigstens gemeinsam. Das schweißt auch zusammen.

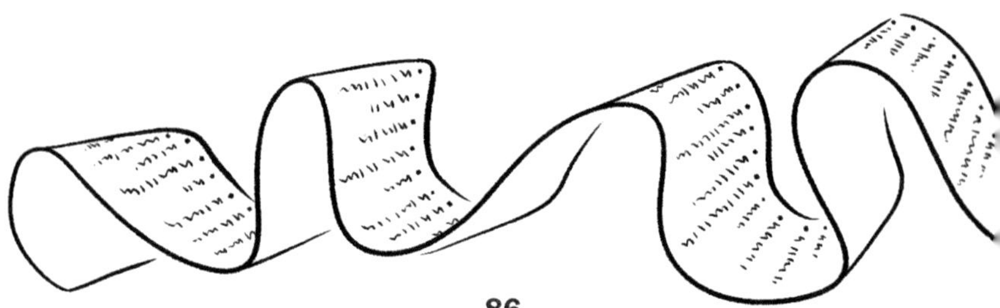

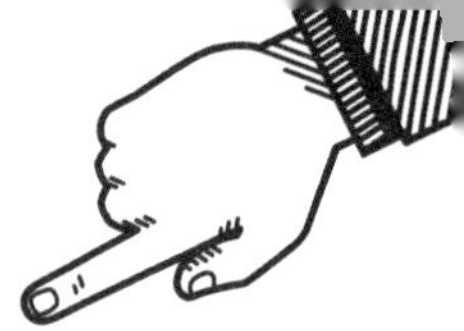

♡ DON'T BE A HILFSWILLI!

Möglicherweise bist du die rühmliche Ausnahme, aber sehr wahrscheinlich verbringt deine Partnerin erheblich mehr Zeit mit Familien- und Hausarbeit als du: statistisch gesehen rund 40 bis 50 Prozent. (Selbst wenn ihr beide Vollzeit arbeitet.) Für die dauerhafte Harmonie in einer Beziehung ist es besser, wenn sich die Männer genauso für die Haus-, Familien- und Care-Arbeit verantwortlich fühlen. Das heißt, sie „unterstützen" ihre Partnerinnen nicht im Haushalt, denn es ist ja auch ihr verdammter Haushalt. Und sie „helfen" auch nicht mit den Kindern, denn es sind ja auch ihre verdammten Kinder. Dieses „sich verantwortlich fühlen" ist nicht immer ganz einfach und häufig mühselig, denn du musst dann selbst an Sachen wie Kinderarzttermine, Einkaufslisten oder Wechselklamotten für die Kita denken und kannst nicht darauf warten, dass dir deine Partnerin sagt, was du erledigen sollst. Vielleicht hast du im Büro eine leitende Position mit Budget- und Mitarbeiterverantwortung inne. Da willst du zu Hause sicherlich nicht zum Hilfswilli werden, dem Aufgaben zugewiesen werden. Und deine Partnerin will das garantiert auch nicht!

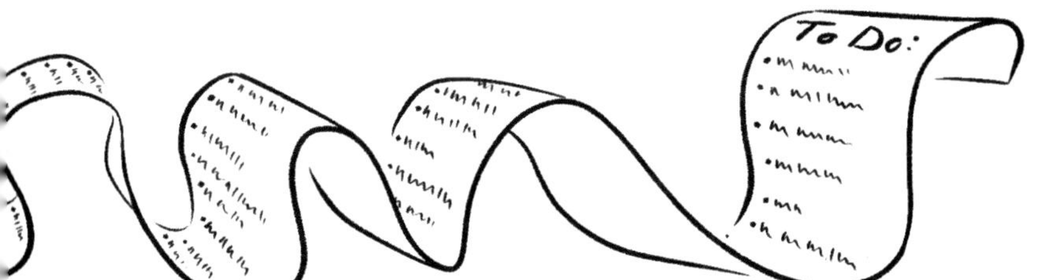

♡ EIN HOCH AUF DIE FUNKTIONALE HAUSARBEITSTEILUNG!

Es macht aber nicht wirklich Sinn, wenn beide für alles zuständig sind und sich immer abstimmen müssen, wer gerade was erledigt. Meine Frau und ich pflegen deswegen ein System der funktionalen Hausarbeitsteilung, bei dem wir jeweils die Aufgaben übernehmen, die uns mehr liegen. Beziehungsweise die wir weniger verabscheuen.
Ich bin unter anderem für Geschirr, Saugen und Einkaufen verantwortlich, meine Frau übernimmt Wäschewaschen, Kochen und Badputzen. Selbstverständlich können die Aufgaben auch mal getauscht werden, aber bei uns hat sich das in den letzten 15 bis 20 Jahren kaum geändert. Es ist sogar unerwünscht, sich in andere Arbeitsbereiche einzubringen. Ich habe beispielsweise ein seit zwei Jahrzehnten bewährtes System des Spülmaschineeinräumens. Sortiert meine Frau mal das schmutzige Geschirr ein, ruft das bei mir nervöses Augenzucken hervor. (Als guter Ehemann räume ich die Maschine anschließend selbstverständlich heimlich um.)

♡ ES LEBE DIE CHAOSTOLERANZ!

Meine Frau und ich sind beide vollzeitberufstätig und gleichzeitig zu geizig, eine Putzhilfe zu beschäftigen. Den Großteil der anfallenden Hausarbeit erledigen wir am Wochenende. Den halben Samstag befindet sich die Wohnung dann in einem repräsentablen „Schöner Wohnen"-Zustand, von Sonntag bis Freitag vermüllt und verdreckt die Bude zunehmend, bis sie schließlich wie eine Mischung aus einer aus dem Ruder gelaufenen WG-Party und einer „Messi-Alarm"-Folge aussieht.

Da wir beide zu gleichen Teilen für das Chaos und den Schmutz verantwortlich sind, können wir uns gegenseitig keine Vorwürfe machen. Glücklicherweise verfügen wir beide über eine sehr ausgeprägte Toleranz gegenüber Unordnung. Der Hauptgrund für unsere meist harmonische Ehe ist wahrscheinlich – neben Liebe, Zuneigung und gegenseitiger Achtung – unsere sehr belastbare Schmutzresilienz.
Also stresst euch nicht, wenn die Wohnung nicht immer picobello aussieht. Das hat sogar sein Gutes: So stärkt ihr die Abwehrkräfte eures Kindes und beugt Allergien vor.

Profi-Tipp

Ist dein Kind schon etwas größer, kannst du es bei der Hausarbeit einspannen. Das ist sogar gesetzlich geregelt. Im Bürgerlichen Gesetzbuch heißt es unter § 1619: „Das Kind ist (...) verpflichtet, in einer seinen Kräften und seiner Lebensstellung entsprechenden Weise den Eltern in ihrem Hauswesen und Geschäft Dienste zu leisten." Leider kannst du ihm aber nicht die ganze lästige Arbeit komplett aufhalsen. Das Jugendarbeitsschutzgesetz hält bei 12-Jährigen lediglich 3,5 bis 7 Stunden pro Woche zumutbar. Mist!

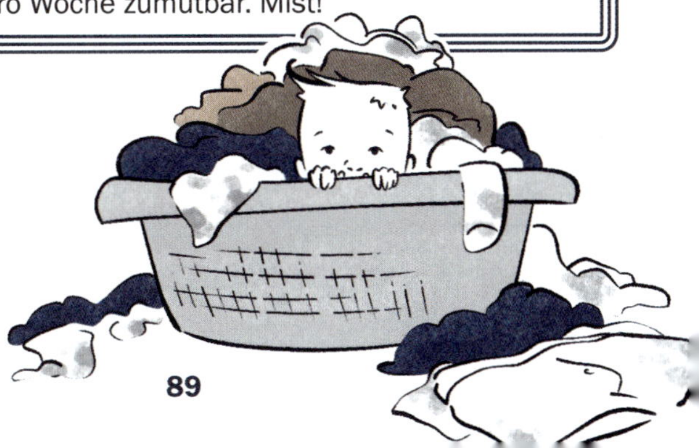

♡ ES GIBT EIN LEBEN OHNE KINDER. ZUMINDEST MANCHMAL.

Gerade mit Kindern und insbesondere mit kleinen Kindern ist es wichtig, dass ihr gemeinsame Zeit nur zu zweit habt. Nicht als Eltern, sondern als Paar. (Im Idealfall, wenn ihr richtig Glück habt, sogar als Liebespaar.)

Ab und an könnt ihr euch vielleicht einen Babysitter gönnen und zusammen ausgehen. Zum Beispiel in ein richtiges Restaurant mit weißen Tischdecken und Kerzen. Anschließend geht es ins Kino, aber nicht um irgendeinen sinnbefreiten Kinderfilm anzuschauen, sondern irgendwas mit Action, Verfolgungsjagden und Schießereien. Zum Abschluss trinkt ihr dann noch einen Absacker in einer Bar. So ein Abend ist nicht ganz günstig, aber immer noch billiger, als sich auseinanderzuleben, zu entfremden, nur noch zu streiten und schließlich Scheidungsanwälte bezahlen zu müssen.

Möglicherweise können auch die Großeltern das Kind mal übernehmen und ihr macht ein romantisches Pärchen-Wochenende zu zweit. So richtig mit Wellness, Entspannung und Candle-Light-Dinner. (Im Idealfall, wenn ihr richtig Glück habt, sogar mit Sex.) Das einzige Problem: Bei Oma und Opa ernährt sich euer Kind hauptsächlich von Süßigkeiten, es hockt pausenlos vor der Glotze und ist bis in die Puppen wach. Nach dem Wochenende ist es dann auf Werkseinstellung zurückgesetzt und ihr müsst erst mal das ein oder andere Update aufspielen.

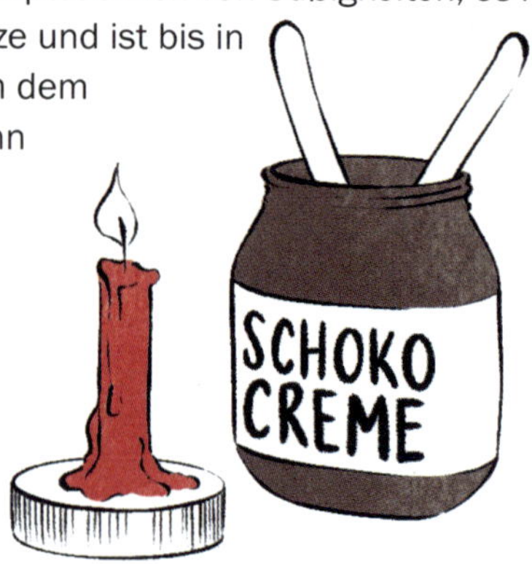

Weitere Aktivitäten für ein kinderfreies Wochenende

- Richtig lange ausschlafen, ohne dass um 5:00 Uhr dein Kind am Bett steht und „Lotti Karotti“ spielen will
- Zum Frühstück Nutella essen und nicht nur auf einer Brötchenhälfte, sondern so viel du willst und direkt aus dem Glas
- Entspannt auf Toilette gehen, ohne dass jemand dein Verdauungsergebnis kommentiert („Papa hat großes Stinki macht!“)
- In Ruhe Süßigkeiten genießen und nicht hektisch hinter der geöffneten Kühlschranktür in dich reinstopfen, weil du Angst hast, dein Kind kommt schnuppernd rein und fragt: „Was isst du da?“
- Ungestörtes Serien-Bingen, ohne dass andauernd dein Nachwuchs vorbeikommt, weil er etwas trinken muss, Bauchweh hat oder kontrollieren will, was ihr kuckt
- Den ganzen Tag auf der Couch rumgammeln, ohne rausgehen zu müssen, „weil es wichtig ist, dass das Kind mal an die frische Luft kommt“
- Exotische Gerichte wie Hühnchen-Curry mit Kichererbsen, Paprika und Zucchini kochen, ohne dass jemand „Iiiih, das stinkt!“ ruft

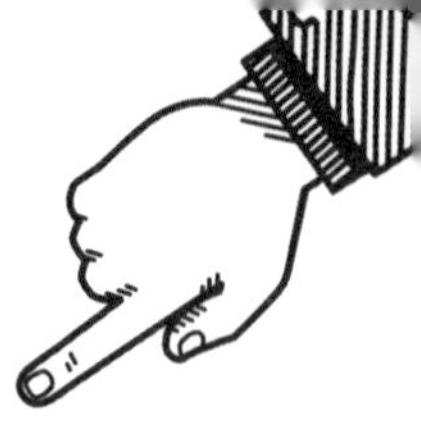

♡ ALLEIN IST AUCH MAL GANZ SCHÖN

Auch wenn ich gerade geschrieben habe, wie wichtig gemeinsame Paar-Zeit für deine Beziehung ist, heißt das nicht, dass ihr immer und alles zu zweit machen müsst. Sonst ist es irgendwann so weit und ihr wandert zusammen in Partner-Funktionsjacken durch den Hunsrück. Bitte versteh mich nicht falsch: Der Hunsrück ist bestimmt wunderschön, Funktionsjacken im Partner-Look aber definitiv nicht.
Was ich sagen will: Getrennte Aktivitäten tun einer Beziehung auch mal gut, denn wie willst du dich noch aufeinander freuen, wenn du 24/7 aufeinanderhängst?

♡ LET'S SEX TOGETHER

Was ist für eine glückliche Partnerschaft ebenso wichtig wie eine gerechte Arbeitsteilung, gemeinsame We- und alleinige Me-Time? Genau, Sex! (Zumindest für die meisten Paare.) Ohne Kinder ist das natürlich überhaupt kein Problem. (Vielleicht erinnerst du dich noch daran.)
Mit einem Baby ist das mit der sexuellen Aktivität etwas herausfordernder. Babys sind nämlich wahnsinnig egoistisch, und es interessiert sie nicht die Bohne, ob Mama und Papa gerade nach ein wenig erotischer Zweisamkeit ist. Sind sie hungrig, wollen sie etwas essen, und zwar sofort. Ist die Windel voll, soll sie gewechselt werden, und zwar sofort. Und wenn ihnen langweilig ist, wollen sie entertaint werden, und zwar sofort. Da bleibt den Eltern dann nur Coitus interruptus übrig. So oft passiert das allerdings gar nicht. Im ersten Jahr mit Babys sind Eltern so kaputt, erschöpft und dauermüde,

dass sie hauptsächlich Interesse an Schlaf ohne Bei haben. Sind die Kinder etwas größer, geht das mit dem Sex wieder besser. Im Optimalfall ungefähr so lange wie eine „Peppa Wutz“-Folge. Allerdings ist immer ein wenig Nervenkitzel dabei, ob das Kind doch reinplatzt und du ihm erklären musst, dass Mama und Papa gerade lustige Turnübungen machen. Im Teenager-Alter pennen die Kinder dann so lange, dass beim Sex sogar wieder Vorspiel möglich ist. Ihr dürft lediglich nicht zu laut sein, denn wenn euer Kind euch hört, wird es auch noch Tage später, sobald es euch sieht, Kotzgeräusche machen.

Mit Fortschreiten einer Beziehung kann es allerdings vorkommen, dass die Lust allmählich nachlässt. Das ist nicht schlimm, dafür gibt es Ersatzbefriedigungen. Es heißt nicht umsonst: „Essen ist der Sex des Alters.“ Lässt die Lust im Bett nach, könnt ihr also immer noch gemeinsam Käsekuchen essen. Das ist auch geil und führt definitiv zu einer glücklichen Beziehung. Oder hast du schon mal von einem Paar gehört, dass sich beim Käsekuchenessen getrennt hat? Nein?

Na dann: Guten Appetit!

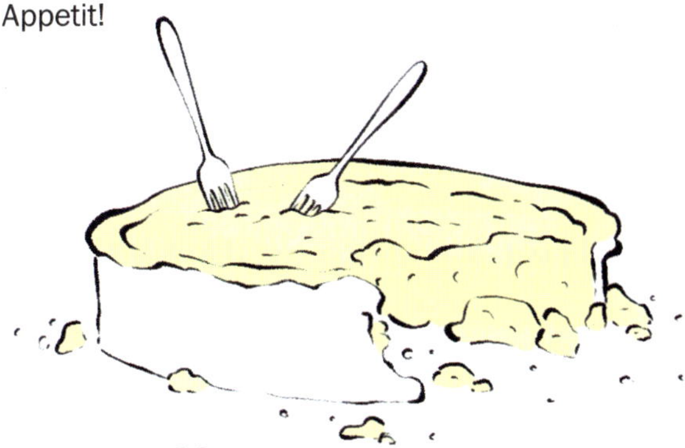

TIME TO SAY GOODBYE!

Du bist nun am Ende des Buches angekommen. Herzlichen Glückwunsch! Das spricht für Durchhaltevermögen, Willensstärke und ein großes Maß an Leidensfähigkeit. Alles Eigenschaften, die du als Vater gut gebrauchen kannst. (Als Mutter auch.)

Wenn du bis hierhin gelesen hast, hast du wahrscheinlich nicht wahnsinnig viel, aber vielleicht doch eins gelernt: Elternschaft besteht aus einer Reihe von herausfordernden Phasen, die fließend ineinander übergehen, insgesamt ungefähr 18 bis 20 Jahre dauern und durch die du weitestgehend ahnungslos irrlichterst, wobei du dich immer wieder fragst, wer eigentlich so wahnsinnig war, dich für die Vaterrolle zu besetzen. Kurzum, nichts, was du nicht mit ein wenig Gelassenheit, Humor – häufig Galgenhumor – und einem stets gut gefüllten Vorratsschrank mit Notfallschokolade schaffen kannst.

Aber auf eines musst du dich noch vorbereiten: Plötzlich ist dein Baby volljährig, schließt die Schule ab und zieht schließlich aus, um auf eigenen Beinen zu stehen. Vielleicht gab es ab und an Tage, an denen du diesen Moment herbeigesehnt

hast. Endlich ungestört ins Bad gehen, ohne dass jemand die Tür eintritt, weil er auch aufs Klo will! Endlich abends ungestört zocken, ohne dass alle fünf Minuten jemand vorbeikommt und wissen will, ob Löwen zum Friseur gehen! Endlich den Kühlschrank öffnen, ohne dass du feststellen musst, jemand hat dir mal wieder deinen Lieblingspudding weggefuttert! Endlich keine Elternabende mehr!
Ist dein Kind dann tatsächlich ausgezogen, stellst du allerdings ziemlich schnell fest, wie unnormal leer und ruhig die Wohnung ist. So viel Zeit verbringst du dann doch nicht im Badezimmer, dein Spiel ist eigentlich auch nicht so spannend, als dass du zwischendurch nicht die ein oder andere Frage beantworten könntest, und, mach dir nichts vor, es ist eigentlich ohnehin besser, wenn du nicht so viel Pudding frisst. Nur über die fehlenden Elternabende bist du definitiv froh.
Du musst aber trotzdem keine Trübsal blasen, wenn du in der viel zu großen und viel zu stillen Wohnung hockst. Unter Umständen dauert es nur ein paar Jahre, bis die nächste Phase beginnt, und dann heißt es:

GRANDDAD YOU CAN!

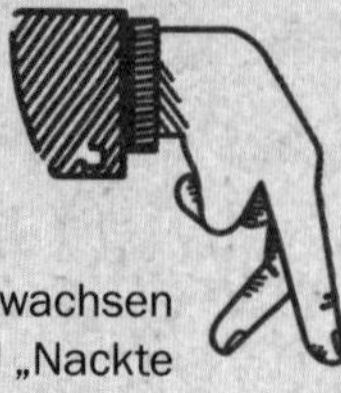

Christian Hanne, Jahrgang 1975, ist im Westerwald aufgewachsen und hat als Kind zu viel Ephraim Kishon gelesen und zu viel „Nackte Kanone" geschaut. Inzwischen lebt er mit seiner Frau und seinen beiden Kindern in Berlin-Moabit. Auf seinem Blog „Familienbetrieb", auf Twitter und Facebook sowie in Büchern und Kolumnen für verschiedene Medien schreibt er über den normalen Alltagswahnsinn mit Kindern und Kegel. Sein erfolgreicher Schwangerschaftsratgeber „Hilfe, ich werde Papa" ist 2019 bei arsEdition erschienen. Kulinarisch pflegt er eine obsessive Leidenschaft für Käsekuchen. Sogar mit Rosinen. Ansonsten ist er mental einigermaßen stabil.

Friedrichstr. 9, D-80801 München

Text: Christian Hanne
Christian Hanne wird vertreten durch Agentur Brauer
Illustration und Gestaltung Innenteil:
Toni Hamm; www.tonihamm.com
Bildnachweis Innenteil: Julia Tim / Shutterstock.com, ducu59us / Shutterstock.com, notrot / Shutterstock.com
Covergestaltung: arsEdition GmbH
Bildnachweis Cover: Julia Tim / Shutterstock.com, ducu59us / Shutterstock.com, Charunee Yodbun / Shutterstock.com

ISBN 978-3-8458-4731-3

www.arsedition.de

FSC www.fsc.org
MIX
Papier aus verantwortungsvollen Quellen
FSC® C018236

Die in diesem Buch gewählten geschlechtlichen Formen beziehen sich immer zugleich auf weibliche, männliche und diverse Personen, denn natürlich sollen unsere Bücher allen Menschen Freude bringen.